★★★
"十三五"
国家重点出版物出版规划项目

ISCRI
INTERNATIONAL SMART CITY RESEARCH INSTITUTE
国际智慧城市研究院

中国生产力促进中心协会
国际智慧城市研究院

智慧城市实践系列丛书

智慧医疗实践

SMART MEDICAL PRACTICE

主　编　吴玉林
副主编　吴鉴南

U0320236

人民邮电出版社
北京

图书在版编目（CIP）数据

智慧医疗实践 / 吴玉林主编. -- 北京：人民邮电
出版社，2021.3
（智慧城市实践系列丛书）
ISBN 978-7-115-54451-3

Ⅰ. ①智… Ⅱ. ①吴… Ⅲ. ①互联网络－应用－医疗
卫生服务 Ⅳ. ①R199-39

中国版本图书馆CIP数据核字（2020）第127122号

内 容 提 要

　　智慧医疗是智慧城市的一个重要组成部分，是综合应用多项通信技术所实现的医疗服务
最优化的医疗体系。本书分为7章，详细讲解了智慧医疗的含义、支撑智慧医疗的关键技术。
细致描绘了智慧医院信息化建设、基于居民健康档案的区域卫生信息平台建设、远程协同医
疗信息化、健康医疗大数据应用平台建设、医疗健康智能硬件产业的内容。本书供从事智慧
医疗实践的机构、智慧医疗设备提供商、智慧医疗方案提供商、相关从业人员、机构负责人
阅读和参考使用。

◆ 主　　编　吴玉林

　　副 主 编　吴鉴南

　　责任编辑　李　静

　　责任印制　陈　犇

◆ 人民邮电出版社出版发行　　北京市丰台区成寿寺路 11 号

　　邮编　100164　电子邮件　315@ptpress.com.cn

　　网址　https://www.ptpress.com.cn

　　三河市中晟雅豪印务有限公司印刷

◆ 开本：700×1000　1/16

　　印张：13　　　　　　　　　　　　2021 年 3 月第 1 版

　　字数：260 千字　　　　　　　　　2021 年 3 月河北第 1 次印刷

定价：98.00 元

读者服务热线：(010)81055493　印装质量热线：(010)81055316
反盗版热线：(010)81055315
广告经营许可证：京东市监广登字 20170147 号

智慧城市实践系列丛书

编　委　会

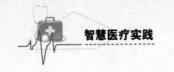
申长江　　中国生产力促进中心协会常务副理事长、秘书长

聂梅生　　全联房地产商会创会会长

郑效敏　　中华环保联合会粤港澳大湾区工作机构主任

乔恒利　　深圳市建筑工务署署长

杜灿生　　天安数码城集团总裁

陶一桃　　深圳大学一带一路国际合作发展（深圳）研究院院长

曲　建　　中国（深圳）综合开发研究院副院长

胡　芳　　华为技术有限公司中国区智慧城市业务总裁

邹　超　　中国建筑第四工程局有限公司副总经理

张　嘉　　中国建筑第四工程局有限公司海外部副总经理

张运平　　华润置地润地康养（深圳）产业发展有限公司常务副总经理

熊勇军　　中铁十局集团城市轨道交通工程有限公司总经理

孔　鹏　　清华大学建筑学院可持续住区研究中心（CSC）主任

熊　榆　　英国萨里大学商学院讲席教授

林　熹　　哈尔滨工业大学材料基因与大数据研究院副院长

张　玲　　哈尔滨工程大学出版社社长兼深圳海洋研究院筹建办主任

吕　珍　　粤阳投资控股（深圳）有限责任公司董事长

晏绪飞　　深圳龙源精造建设集团有限公司董事长

黄泽伟　　深圳市英唐智能控制股份有限公司副董事长

李　榕　　深圳市质量协会执行会长

赵京良　　深圳市联合人工智能产业控股有限公司董事长

赵文戈　　深圳文华清水建筑工程有限公司董事长

余承富　　深圳市大拿科技有限公司董事长

冯丽萍　　日本益田市网络智慧城市创造协会顾问

杨　名　　浩鲸云计算科技股份有限公司首席运营官

李恒芳　　瑞图生态股份公司董事长、中国建筑砌块协会副理事长

朱小萍　　深圳市衡佳投资集团有限公司董事长

李新传　　深圳市综合交通设计研究院有限公司董事长

刘智君　　深圳市誉佳创业投资有限公司董事长

何伟强　　上海派溯智能科技有限公司董事长兼总经理

黄凌峰　　深圳市东维丰电子科技股份有限公司董事长

杜光东　　深圳市盛路物联通讯技术有限公司董事长

何唯平　　深圳海川实业股份有限公司董事长

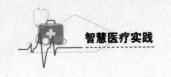
策 划 单 位：中国生产力促进中心协会智慧城市卫星产业工作委员会

卫通智慧（北京）城市工程技术研究院

总 策 划 人：刘玉兰 中国生产力促进中心协会理事长

申长江 中国生产力促进中心协会常务副理事长、秘书长

隆 晨 中国生产力促进中心协会副理事长

丛 书 主 编：吴红辉 中国生产力促进中心协会智慧城市卫星产业工作委员会主任

卫通智慧（北京）城市工程技术研究院院长

编 委 会 主 任：滕宝红

编 委 会 副 主 任：郝培文 任伟新 张 徐 金典琦 万 众 苏秉华

王继业 萧 睿 张燕林 廖光煊 张云逢 张晋中

薛宏建 廖正钢 吴鉴南 吴玉林 李东荣 刘 军

季永新 孙建生 朱 霞 王剑华 蔡文海 王东军

林 梁 陈 希 潘 鑫 冯太川 赵普平 徐程程

李 明 叶 龙 高云龙 赵 普 李 坤 何子豪

吴兆兵 张 健 梅家宇 程 平 王文利 刘海雄

徐煌成 张 革 花 香 江 勇 易建军 戴继涛

董 超 匡仲潇 危正龙 杜嘉诚 卢世煜 高 峰

张 峰 于 千 张连强 赵姝帆 滕悦然

中国生产力促进中心协会策划、组织编写了"智慧城市实践系列丛书"（以下简称"丛书"），"丛书"入选了"十三五"国家重点出版物出版规划项目，这是一件很有价值和意义的好事。

智慧城市的建设和发展是我国的国家战略。国家"十三五"规划指出："要发展一批中心城市，强化区域服务功能，支持绿色城市、智慧城市、森林城市建设和城际基础设施互联互通。"中共中央、国务院印发的《国家新型城镇化规划（2014—2020年）》以及国家发展和改革委员会、工业和信息化部、科技部等八部委印发的《关于促进智慧城市健康发展的指导意见》均体现出中国政府对智慧城市建设和发展在政策层面的支持。

"丛书"聚合了国内外大量的智慧城市建设与智慧产业案例，由中国生产力促进中心协会等机构组织国内外近300位来自高校、研究机构、企业的专家共同编撰。"丛书"注重智慧城市与智慧产业的顶层设计研究，注重实践案例的剖析和应用分析，注重国内外智慧城市建设与智慧产业发展成果的比较和应用参考。"丛书"还注重介绍相关领域新的管理经验并编制了前沿性的分类评价体系，这是一次大胆的尝试和有益的探索。"丛书"是一套全面、系统地诠释智慧城市建设与智慧产业发展的图书。我期望这套"丛书"的出版可以对推进中国智慧城市建设和智慧产业发展、促进智慧城市领域的国际交流、切实推进行业研究以及指导实践起到积极的作用。

中国生产力促进中心协会以"丛书"的编撰为基础，专门搭建了"智慧城市研究院"平台，将智慧城市建设与智慧产业发展的专家资源聚集在平台上，持续推动对智慧城市建设与智慧产业发展的研究，为社会不断贡献成果，这是一件十分值得鼓励的好事。我期望中国生产力促进中心协会通过持续不断的努力，将该平台建设成为在中国具有广泛影响力的智慧城市研究和实践的智库平台。

"城市让生活更美好，智慧让城市更幸福"，期望"丛书"的编著者"不忘初心，

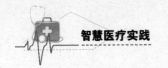

以人为本"，坚守严谨、求实、高效和前瞻的原则，在智慧城市的规划建设实践中，不断总结经验，坚持真理，修正错误，进一步完善"丛书"的内容，努力扩大其影响力，为中国智慧城市建设及智慧产业发展贡献力量，也为"中国梦"增添一抹亮丽的色彩。

中国科学院院士　徐冠华
科技部原部长

中国正成为世界经济中的技术和生态方面的领导者。中国的领导人以极其睿智的月光和思想布局着全球发展战略。"智慧城市实践系列丛书"（以下简称"丛书"）以中国"十三五"规划的重点研究成果的方式出版，这项工程填补了世界范围内的智慧城市研究的空白，也是探索和指导智慧城市与产业实践的一个先导行动。"丛书"的出版体现了编著者、中国生产力促进中心协会的智慧。

中国为了保持在国际市场的蓬勃发展和竞争能力，必须加快步伐跟上这场席卷全球的行动。这一行动便是被称作"智慧城市进化"的行动。中国政府和技术研发与实践者已经开始了有关城市的变革，不然就有落后于其他国家的风险。

发展中国智慧城市的目的是促进经济发展，改善环境质量和民众的生活质量。建设智慧城市的目标只有通过建立适当的基础设施才能实现。基础设施的建设可基于"融合和替代"的解决方案。

中国成为智慧国家的一个重要条件是加大国有与私有企业之间的合作。二者都须有共同的目标，以减少碳排放。一旦合作成功，民众的生活质量和幸福程度将得到很大的提升。

我对"丛书"的编著者极为赞赏，他们包括国际智慧城市研究院院长吴红辉先生及其团队、中国生产力促进中心协会的隆晨先生。通过"丛书"的发行，所有的城市都将拥有一套协同工作的基础，从而实现更低的碳排放、更低的基础设施总成本以及更低的能源消耗，拥有更清洁的环境。更重要的是，"丛书"还将成为智慧产业及技术发展可参考的理论依据以及从业者可以借鉴的范本。

未来，中国将跨越经济、环境和社会的界限，成为一个智慧国家。

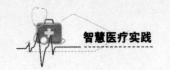

上述努力会让中国以一种更完善的方式发展，最终的结果是国家不断繁荣，中国民众的生活水平不断提升。中国将是世界上那些追求更美好生活的国家所参照的"灯塔"。

迈克尔·侯德曼

ISO/IEC/IEEE - 21451 标准工作组成员
UPnP+ - IoT, 云和数据模型特别工作组成员
SRII - 全球领导力董事会成员
IPC-2-17- 数据连接工厂委员会成员
美国 CYTIOT 公司创始人
美国 Prasaga 公司首席执行官

　　随着全球化的发展，新一代人工智能、5G、区块链、大数据、云计算、物联网等技术正在改变着我们的工作及生活方式，大量的智能终端已应用于人类社会的各个场景。虽然"智慧城市"的概念提出已有很多年，但作为城市发展的未来形式，"智慧城市"面临的问题仍然不少，最重要的是，我们如何将这种新技术与人类社会实际场景有效地结合起来。

　　从传统理解上看，人们认为利用数字化技术解决公共问题是政府机构或者公共部门的责任，但实际情况并不尽然。虽然政府机构及公共部门是近七成智慧化应用的真正拥有者，但这些应用近六成的原始投资来源于企业或私营部门，可见，地方政府完全不需要自己主导提供每一种应用和服务。目前，许多城市采用了构建系统生态的方法，通过政府引导以及企业或私营部门合作投资的方式，共同开发智慧化应用创新解决方案。

　　打造智慧城市最重要的动力来自政府管理者的强大意愿，政府和公共部门可以思考在哪些领域适当地留出空间，为企业或其他私营部门提供创新的余地。合作方越多，应用的使用范围就越广，数据的使用也会更有创意，从而带来更高的效益。

　　与此同时，智慧解决方案也正悄然地改变着城市基础设施运行的经济模式，促使管理部门对包括政务、民生、环境、公共安全、城市交通、废弃物管理等在内的城市基本服务提供方式进行重新思考。对企业而言，打造智慧城市无疑为其创造了新的机遇。因此，很多城市的多个行业已经逐步开始实施智慧化的解决方案，变革现有的产品和服务方式。比如，药店连锁企业开始变身成为远程医药提供商，而房地产开发商开始将自动化系统、传感器、出行方案等整合到其物业管理系统中，形成智慧社区。

未来的城市

　　智慧城市将基础设施和新技术结合在一起，以改善人们的生活质量，并加强人

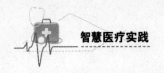

们与城市环境的互动。但是，如何整合与有效利用公共交通、空气质量和能源生产等数据以使城市更高效有序地运行呢？

5G时代的到来，高带宽与物联网（IoT）的融合，都将为城市运行提供更好的解决方案。作为智慧技术之一，物联网使各种对象和实体能够通过互联网相互通信。通过创建能够进行智能交互的对象网络，各行业开启了广泛的技术创新，这有助于改善政务、民生、环境、公共安全、城市交通、能源、废弃物管理等方面的状况。

通过提供更多能够跨平台通信的技术，物联网可以生成更多数据，有助于日常生活各个方面的改善。

效率和灵活性

建设公共基础设施，助力智慧城市高效运行。巴塞罗那通过在整座城市实施的光纤网络中采用智能技术，提供支持物联网的免费高速 Wi-Fi。通过整合智慧水务、照明和停车管理，巴塞罗那节省了 7500 万欧元的城市资金，并在智慧技术领域创造了 47000 个新的工作岗位。

荷兰已在阿姆斯特丹测试了基于物联网的基础设施的使用情况，其基础设施根据实时数据监测和调整交通流量、能源使用和公共安全情况。与此同时，在美国，波士顿和巴尔的摩等主要城市已经部署了智能垃圾桶，这些垃圾桶可以提示可填充的程度，并为卫生工作者确定最有效的路线。

物联网为愿意实施智慧技术的城市带来了机遇，大大提高了城市的运营效率。此外，各高校也在最大限度地发挥综合智能技术的影响力。大学本质上是一座"微型城市"，通常拥有自己的交通系统、小企业以及学生，这使其成为完美的试验场。智慧教育将极大地提高学校老师与学生的互动能力、学校的管理者与教师的互动效率，并增强学生与校园基础设施互动的友好性。在校园里，人们的手机或智能手表可以提醒其课程的情况以及如何到达教室，为其提供有关从图书馆所借图书到期的最新信息，并对逾期提前告知。虽然与全球各个城市实践相比，这些似乎只是些小改进，但它们可以帮助需要智慧化建设的城市形成未来发展的蓝图。

未来的发展

随着智慧技术的不断发展和城市中心的扩展，二者的联系将更加紧密。例如，美国、日本、英国都计划将智慧技术整合到未来的城市开发中，并使用大数据技术来完善、升级国家的基础设施。

　　非常欣喜地看到，来自中国的智慧城市研究团队在吴红辉院长的带领下正不断努力，总结各行业的智慧化应用，为未来智慧城市的发展提供经验。非常感谢他们卓有成效的努力，希望智慧城市的发展，为我们带来更低碳、安全、便利、友好的生活模式！

中村修二　2014 年诺贝尔物理学奖得主

　　智慧医疗是智慧城市的一个重要组成部分，是综合应用医疗物联网、数据融合传输交换、云计算、城域网等技术，通过信息技术将医疗基础设施与 IT 基础设施相融合，以"医疗云数据中心"为核心，跨越原有医疗系统的时空限制，并在此基础上进行智能决策，实现医疗服务最优化的医疗体系。

　　智慧医疗涉及信息技术、人工智能、传感器技术等多个学科，是对传统医疗的系统化改造，而非单纯地优化就诊流程。智慧医疗的一个重要标志是，数据开始成为重要的医疗资源，由监测设备提取的健康数据，经对比分析可以提前感知和预判人体的健康状况。

　　在"互联网+"的时代背景下，各行各业都在迫切地探索革新与进步。自"十三五"规划中明确提出大健康概念后，人们对诊疗保健的需求也开始发生了质的变化，从被动、应对性的就医诊疗，逐渐转向主动、常态性的预防保健。中国作为人口大国，医疗卫生资源却仅占世界的 2%，医疗资源分配不均，城乡医疗服务水平悬殊等问题都在推动着众多医疗机构走向智能化、信息化。在智慧医疗广阔前景的吸引下，以 BAT（Baidu、Alibaba、Tencent，百度、阿里巴巴、腾讯）为首的互联网企业纷纷布局医疗行业，阿里巴巴创立了阿里健康和"医疗云"服务，腾讯、丁香园、众安保险三方合作打造的互联网医疗生态链已现雏形；诸多大型企业通过并购，整合医疗资源，布局智慧医疗产业链。在大数据、移动设备的普及，资本和政策的双重支持下，智慧医疗建设的发展取得了历史性成就。

　　基于此，我们从理论上、政策上、专业上及实用性、实操性多个方面着手编写了《智慧医疗实践》一书，供从事智慧医疗实践的机构、智慧医疗设备提供商、智慧医疗方案提供商、相关从业人员、机构负责人阅读和参考使用。

　　本书分两个部分：第一部分包括智慧医疗的概述和智慧医疗的关键支撑技术，

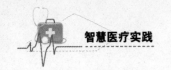

第二部分讲述了智慧医院信息化建设、基于居民健康档案的区域卫生信息平台建设、远程协同医疗信息化、健康医疗大数据及其平台的建设、医疗健康智能硬件产业。全书将智慧医疗实践的理论和法规通过流程、图、表形式呈现，讲解通俗易懂，读者可以快速掌握重点。通过阅读本书，读者会切身体会到智慧医疗建设构成的方方面面及国内外智慧医疗的建设成果，以及我国在智慧医疗领域的努力方向及建设思路。

智慧医疗建设的政府管理者通过阅读本书，能系统全面地了解如何进行智慧医疗建设的架构设计、系统规划、实现途径。

智慧医疗建设企业及方案提供商、设备供应商的管理者通过阅读本书可以更加系统地了解智慧医疗建设的各个方面以及如何落实，最有效地实施智慧医疗的规划。

智慧医疗的研究者通过阅读本书，可以系统地了解智慧医疗建设的最新实践成果。

智慧医疗相关专业的大学生、研究生通过阅读本书可以系统学习智慧医疗的知识体系及目前国内外智慧医疗应用的最新动态。

本书在编辑整理的过程中，获得了医疗机构、智慧医疗方案提供商、设备供应商等一线工作人员的帮助和支持，在此对他们付出的努力表示感谢！同时，由于编者水平有限，错误疏漏之处在所难免，敬请读者批评指正。

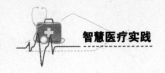

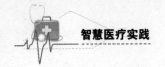

第1章

智慧医疗的概述

　　智慧医疗是综合应用医疗物联网技术、数据融合传输交换技术、云计算技术、城域网技术等技术，通过将医疗基础设施与信息技术基础设施相融合，以"医疗云数据中心"为核心，跨越原有医疗系统的时空限制，并在此基础上实现智能决策的医疗服务体系。

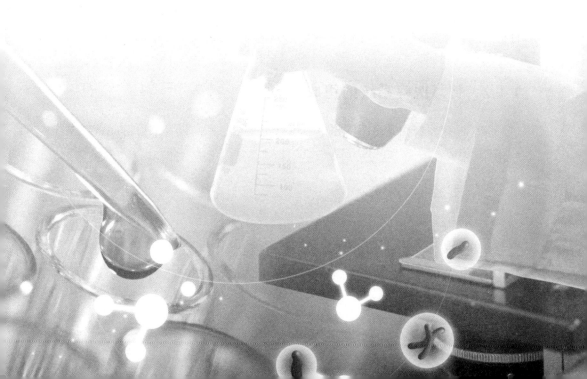

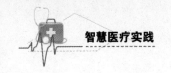
1.1 智慧医疗的定义

　　智慧医疗将个体、器械、机构整合为一个整体,将患者、医务人员、保险公司、研究人员等紧密联系起来,实现业务协同,实现社会、机构、个人的三重效益;同时,智慧医疗通过移动通信技术、移动互联网技术等将远程挂号、在线咨询、在线支付等医疗服务推送到每个人的手中,缓解群众"看病难"的问题。

1.1.1　智慧医疗的定义

　　智慧医疗通过建设健康档案区域医疗信息平台,利用最先进的物联网技术,促进患者与医务人员、医疗机构、医疗设备之间的互动,完成医疗服务领域的信息化工作。

　　智慧医疗涉及信息技术、人工智能技术、传感器技术等多个学科,是对传统医疗的系统化改造,而非单纯的优化就诊流程。智慧医疗发展进程中一个重要体现是:数据开始成为重要的医疗资源,监测设备在提取健康数据后,通过对比和分析可以实现提前感知,从而为医生预判人体的健康状况提供依据。

1.1.2　智慧医疗系统的组成

　　智慧医疗系统由智慧医院系统、区域卫生信息系统以及家庭健康管理系统3个部分组成。

1.1.2.1　智慧医院系统

智慧医院系统由数字医院和相关应用两部分组成。

1. 数字医院

数字医院包括医院信息系统(Hospital Information System,HIS)、实验室信

息管理系统（Laboratory Information Management System，LIS）、医学影像信息的存储系统（Picture Archiving and Communication System，PACS）和放射学信息系统（Radiology Information System，RIS）以及其他系统。

（1）HIS

HIS 的常规模板包括门诊管理、住院管理、药房管理、药库管理、电子处方管理、物资管理和媒体管理等，可为医院管理提供更有力的保障。

HIS 以财务信息、患者信息和物资信息为主线，通过收集、存储、传递、统计、分析、综合查询、报表输出和信息共享等方式，及时地为医院领导及各部门管理人员提供全面、准确的各种数据。

HIS 的主要功能见表1-1。

表1-1　HIS的主要功能

序号	功能	说明
1	医生就诊	包括录入就诊患者的检查信息、开具电子处方、录入患者的病历、申请门诊手术治疗单、申请各种检查单等
2	查询	包括查询就诊患者的检查报告、门诊手术等信息，并提供门诊就诊、门诊处方收费、门诊病历查询、复诊预约、住院预约等功能
3	住院管理	包括负责门诊患者的预约住院以及查询住院部的床位使用情况
4	数据设置	包括提供医师科室权力设置、药品套餐维护、项目套餐维护、病历维护、病历向导维护、药房维护、医技检查单申请等功能
5	系统设置	包括提供用户及其权限的设置、密码修改、计算器、系统初始化等功能

（2）LIS

LIS 是 HIS 的一个重要组成部分，主要功能是分析实验仪器传出的检验数据，生成检验报告，通过网络并将其存储在数据库中，方便医生及时地查看患者的检验结果。LIS 已经成为现代化医院管理中必不可少的一部分。

目前，国内已有的 LIS 一般具有表 1-2 所列的功能。

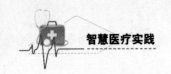

表1-2　LIS的基本功能

序号	功能	说明
1	数据采集	自动采集、接收分析仪器发出的试验数据，并与前台输入的患者资料相匹配，形成数据库
2	资料录入	包括录入和编辑患者的基本资料以及手工测定结果等
3	报告打印	实现对英文报告的中文化处理，并按统一、固定的格式打印各种检验报告单。可提供完整的患者资料、标本状态、参考值（自动套用不同性别和年龄段的参考值范围）以及标记超出参考范围等内容
4	统计学处理	对检验数据做一定的统计学处理，如对某些项目的一批结果进行患者数据均值（Patient Data Mean，PDM）的统计，以显示是否存在严重的系统误差
5	实时监测	在任意工作站上可以随时对系统中任意仪器的测定结果进行实时监测，便于随时发现问题，及时进行处理
6	结果电子化查询	采用结构化查询语言（Structured Query Language，SQL）技术，以单一条件或多条件组合方式模糊查询检验结果
7	质量控制	支持自动接收或手工录入质量控制数据，并可根据相应的规则显示和打印质量控制图
8	自动计费	对完成检查的各种项目实现自动计费，避免出现漏收或错收
9	统计报表生成	可随时生成多种形式的工作量、收费、设备使用等情况，生成试剂消耗情况等报表，加强对相关科室的管理
10	患者历史数据对比	审核报告时，系统可以自动调出同一患者最近测定的结果或所有历史测定结果供医生对比观察，以减少差错的出现
11	结果动态显示	可提供患者连续测定结果的动态趋势图
12	长期保存结果	可长期保存患者资料和检查结果，存储量只受硬盘容量的限制，硬盘容量满后可更换新硬盘
13	实时共享数据	各工作站可对同一患者的资料和结果进行录入、编辑、查询、打印等操作，实现数据的实时共享
14	跨资源管理	具备不断完善的科室人事、试剂和仪器设备的管理功能
15	电子考勤	每个操作者可以在任意工作站凭编号和密码签到，方便科室主任随时了解科室人员的动态
16	自动识别	标本的条码化管理可实现标本信息的自动识别
17	与病区联网	与病区或门诊的HIS相联，HIS各客户端均可实时共享LIS的信息

（3）PACS

PACS是应用在医院影像科室的系统，主要的任务是把日常产生的各种医学影像（包括核磁机、CT 机、各种 X 光机、各种红外仪、显微仪等设备产生的图像）通过各种接口（模拟接口、网络接口）以数字化的方式保存，当需要使用的时候在一定的授权下能够很快地调回使用，同时实现辅助诊断管理功能。PACS 对于各种影像设备间传输数据和组织存储数据具有重要的作用，基本功能见表 1-3。

表1-3　PACS的基本功能

序号	功能	说明
1	影像处理	① 数据接收功能：接收、获取影像设备的DICOM3.0和非DICOM3.0格式的影像数据，支持非DICOM格式影像设备的影像转化为DICOM3.0标准格式的数据。 ② 图像处理功能：自定义显示图像的相关信息，如名称、设备型号等；提供缩放、移动、镜像、反相、旋转、滤波、锐化、伪彩、播放、调节窗宽及窗位等功能。 ③ 测量功能：提供长度、角度、面积等数据的测量功能，并具有标注、注释功能。 ④ 保存功能：支持JPG、BMP等多种格式文件的存储。 ⑤ 管理功能：支持设备间影像的传递，提供同时调阅患者不同时期、不同影像设备的影像及报告的功能，支持DICOM3.0格式的打印输出，支持海量数据存储、迁移、管理等功能。 ⑥ 远程医疗功能：支持影像数据的远程发送和接收。 ⑦ 系统参数设置功能：支持用户自定义窗宽及窗位值、放大镜的显示比例等功能
2	报告管理	① 预约登记功能。 ② 分诊功能：包括患者的基本信息、检查设备、检查部位、检查方法、划价收费。 ③ 诊断报告功能：生成检查报告，支持典型病例管理。 ④ 模板功能：用户可以方便灵活地定义模板，提高报告生成速度。 ⑤ 查询功能：支持姓名、影像号等多种形式的组合查询。 ⑥ 统计功能：可以统计用户的工作量、门诊量、胶片量以及费用信息

（4）RIS

RIS 与 PACS 共同构成医学影像学的信息化环境，RIS 的功能见表 1-4。RIS 是基于医院影像科室工作流程的任务执行过程进行管理的计算机信息系统，主要实现医学影像学检验工作流程的计算机网络化控制、管理和医学图文信息的共享，并在此基础上实现远程诊疗。

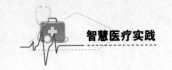

表1-4　RIS的功能

序号	功能	说明
1	预约	① 登记：可直接录入患者信息，通过姓名等信息从RIS数据库中调用数据，或从HIS数据库中调用数据；可直接录入检查信息或从HIS数据库中调用数据，亦可考虑应用模板；可直接录入临床信息或从HIS数据库中调用急诊患者的个人信息。 ② 复诊检索：按影像设备、检查项目、检查医师、患者来源检索复诊患者的信息
2	检查	① 生成检查任务：在工作清单任务列表中预分配检查任务，标记为预约任务并按照影像设备、检查项目、检查医师、患者来源、预约时段等表项设置检查任务。 ② 传递检查任务：通过成像设备工作清单服务，将设备申请的检查任务传递给设备。 ③ 监控检查状态：直观显示候诊状态，跟踪检查情况。 ④ 检查状态变化：按照检查状态，改变患者相应的属性。 ⑤ 异常处理：可适当调整、追加、修正、取消检查安排
3	报告	① 报告模块：使用医学模板功能，方便撰写报告。 ② 导入患者文字信息：引入患者的信息、检查项目、检查方法、临床信息、影像表现、诊断等信息，患者图像信息分类或录入，导入报告的图像，提取图像
4	查询	① 分类查询：可按患者姓名、性别、年龄、检查日期、检查设备、检查项目、检查部位、检查医师、临床医师、临床科室、主治医师、诊断项目、代码分类等检索或组合查询。 ② 打印功能：可打印检索结果和详细信息
5	统计	① 分类统计：按照不同的统计图表显示设备的使用频率、检查内容频率、检查部位频率、医师诊断频率、分组频率、诊断内容、日均检查次数等。 ② 用户定义统计：医院科室自定义统计方式和内容。 ③ 打印功能：可打印结果
6	管理	① 系统管理：设定系统环境，设定新增设备和RIS、PACS的接口。 ② 用户管理：对用户实行多种权限管理。 ③ 数据管理：基本数据维护，备份和复原资料库

2. 相关应用

相关应用包括远程图像传输、海量数据计算处理等在数字医院建设过程中的应用，这些应用能提升医疗服务的水平，具体如图1-1所示。

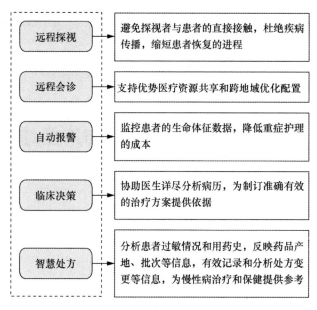

图1-1 相关应用的提升作用

1.1.2.2 区域卫生信息系统

区域卫生信息系统由区域卫生信息平台和公共卫生信息系统两部分组成。

（1）区域卫生信息平台

区域卫生信息平台包括收集、处理传输社区、医院、医疗科研机构、卫生监管部门记录的所有信息。例如，社区医疗服务系统提供一般疾病的基本治疗，以及慢性病的社区护理，实现大病向上级医疗机构的转诊，接收回复转诊的服务；科研机构管理系统对医学研究机构、药品研究所、中医研究院等医疗卫生科院机构的病理研究、药品与设备开发、临床试验等信息进行综合管理。

（2）公共卫生信息系统

公共卫生信息系统由卫生监督管理系统和疫情发布控制系统组成。

1.1.2.3 家庭健康管理系统

家庭健康管理系统是最贴近居民的健康保障的管理系统包括针对行动不便无法送往医院进行救治病患的远程诊疗系统；对慢性病以及老幼病患的远程照护

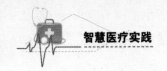

系统；对特殊人群的健康监测系统；自动提示用药时间、服用禁忌、剩余药量等的智能服药系统。

1.2 智慧医疗的产业链与产业结构

智慧医疗利用物联网技术，打造了一个存储用户健康档案的医疗信息平台，实现患者与医务人员、医疗机构、医疗设备之间的连接，最终为医院提供了全面的实时化、智能化、自动化的动态服务，如图1-2所示。

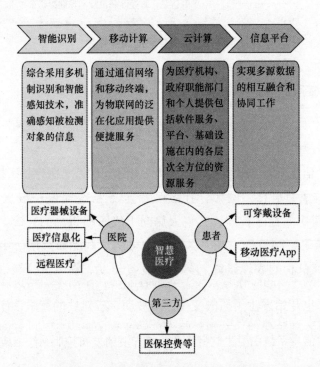

图1-2 智慧医疗的产业链与产业结构

1. 智慧医疗行业的上游
智慧医疗行业的上游主要是医疗机构以及相关资源，涉及以下几个方面的内容。

① 医疗器械设备：智能化的医疗器械设备。

② 医疗信息化：医疗服务的数字化、网络化、信息化，指通过计算机科学和现代网络通信技术及数据库技术，为各医院之间以及医院所属各部门之间提供患者信息和收集、存储、处理、提取管理信息以及交换数据的过程。

③ 远程医疗：随着移动通信、物联网、云计算、视联网等新技术的发展，众多智慧医疗产品逐渐面世，远程医疗处于从第二阶段向第三阶段迈进的过渡时期。

2. 智慧医疗行业的下游

智慧医疗行业的下游主要是患者，并会涉及以下应用。

① 可穿戴设备：正被用于不同的场景，以帮助糖尿病、心脏病、高血压和其他疾病患者管理疾病，其应用降低了患者住院率和就诊率。可穿戴设备是智慧医疗领域的一项重大突破。

② 移动医疗 App：基于移动终端的医疗类应用软件，主要为患者提供寻医问诊、预约挂号、购买医药产品以及查询专业信息等服务。

3. 第三方——医保控费

医保控费旨在用信息化的手段实现医保支出的智能管控。

1.3 智慧医疗的发展前景

在"互联网+"的时代背景下，各行各业都在不断革新与进步，人们对医疗保健的需求也开始发生了质的变化，从被动、应对性的就医诊疗，逐渐转向主动、常态性的预防保健。在智慧医疗广阔前景的吸引下，以互联网为首的企业纷纷布局医疗行业。其中，阿里巴巴创立了阿里健康和"医疗云"服务；腾讯、丁香园、众安保险三方合作打造了互联网医疗生态链。还有诸多大型企业通过并购，整合医疗资源，布局智慧医疗产业链。在大数据技术、移动设备的普及，以及资本和政策的双重支持下，智慧医疗的发展主要呈现以下5方面的趋势。

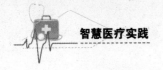

1. 人工智能 + 大数据, 助力医疗发展

未来, 大数据分析技术应发挥在疾病监控、辅助决策、健康管理等领域的重要作用, 这也是目前智慧医疗关注的重点。百度医疗大脑是率先在本领域实现的应用, 其采取模拟医生问诊的形式, 通过与用户多次交流, 分析症状, 再结合海量的医疗数据及专业文献数据, 向患者提出问题, 反复验证, 最终给出诊断建议。

2. 窄带物联网技术 + 物联网芯片 = 移动医疗设备商用

传统的移动医疗设备普遍基于 Wi-Fi、蓝牙等通信手段, 存在不能独立使用、功耗较高、泄露隐私等问题, 难以促进用户形成良好的使用习惯。新一代窄带物联网技术以及增强机器类通信的出现, 弥补了传统通信技术的缺点, 成为移动医疗设备的 "标配"。全球电信运营商和芯片巨头在改善通信技术的同时, 也在积极推动移动医疗设备的商用, 以检测运动、心律、睡眠等为主的各类医疗设备发展较快。为迎合市场, 满足用户需求, 高通、华为等厂商纷纷推出支持窄带物联网技术以及增强机器类通信等通信技术的物联网芯片, 助力移动医疗设备的商用。

3. 政策扶持, 智慧养老产业开始发力

随着人口老龄化的加剧, 我国持续发布关于扶持养老产业发展的政策, 目前, 政策逐步转向扶持产业和市场。虽然当前我国智慧养老产业还面临着一系列问题, 但是随着时间的推移, 新一代老年人口的教育水平、生活消费水平都有所改变, 从长期发展来看, 政策扶持智慧养老产业, 撬动的是规模庞大的 "银发市场"。

4. 医药电商竞争, 用户体验是关键

医药电商三证的取消使得更多企业加盟医药电商, 因为药品是特殊商品, 所以消费者的消费习惯与消费场景影响着行业的发展。纵观国内医药电商的领军企业, 均在保障用户体验方面改善, 医药电商与传统电商的运营模式也是一样的, 只有在保持用户黏性并壮大用户数量的基础上, 才能保证可观的营业收入。

5. 医疗电子元件厂商成长空间巨大

随着医疗设备在人们日常保健中应用比例的提高, 人们对医疗电子产品的安全性、可靠性、智能性等的需求成为未来产品设计的重点, 因此, 智能传感器等医疗健康配件领域, 成为近年来硬件厂商和开发商积极抢占的市场。

目前, 国内医疗设备需求量大, 医疗电子元件厂商还有很大的成长空间。我国的智慧医疗虽处于探索阶段，但就近几年快速发展的情况来看，无论是市场需求的驱动，还是科技进步与融合的必然结果，智慧医疗都具有广阔的发展前景。这也要求行业要以人为重心，以数据为驱动，在提高医疗效用的同时，找准医疗痛点，使医疗服务更好地满足人们的健康需求。

第2章

智慧医疗的关键支撑技术

　　智慧医疗是综合应用医疗物联网、数据融合传输交换技术、云计算技术、城域网技术等技术，通过将医疗基础设施与信息技术基础设施相融合，以"医疗云数据中心"为核心，跨越原有医疗系统的时空限制，并在此基础上实现智能决策的优化的医疗服务体系。物联网技术、云计算技术、大数据技术、互联网技术及人工智能技术等新一代信息技术的快速发展为智慧医疗提供了强大的技术支撑。

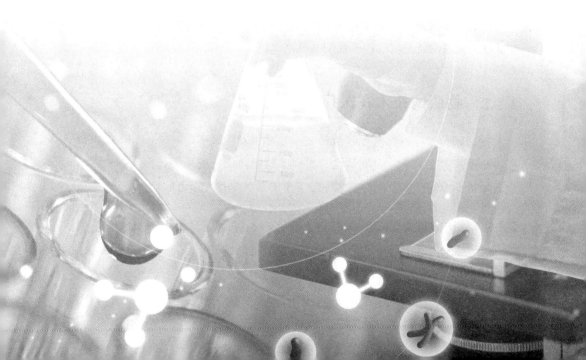

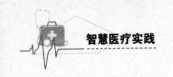

2.1 物联网技术

物联网（Internet of Things，IoT）是基于互联网等传统信息载体，通过各类感知设备，全面获取环境、设施、人员信息并进行自动化数据处理，以实现"人—机—物"融合一体、智能管控的互联网络。

2.1.1 物联网的定义

物联网是基于互联网、传统电信网等信息承载体，让所有能够被独立寻址的普通物理对象实现互联互通的网络。

通俗地讲，物联网是各类传感器、射频识别技术和现有的互联网相互衔接的一种新技术，以互联网为平台，实现多学科、多技术融合，从而实现信息聚合和泛在网络的目标，这一解释包括两层意思：

第一，物联网的核心和基础仍然是互联网，是在互联网基础上延伸和扩展的网络；

第二，物联网的客户端延伸和扩展到了任何物品与物品之间，进行信息交换和通信的物联网就是"物物相连的互联网"。

2.1.2 物联网技术在医疗领域的应用

物联网技术在智慧医疗领域是一项非常重要的技术，其将各种医疗设备有效地连接，形成了一个巨大的网络，实现了对物体信息的采集、传输和处理。物联网在智慧医疗领域的应用有很多，以下主要简单描述 3 个方面。

2.1.2.1 医疗信息管理

物联网技术在医疗信息管理等方面具有广阔的应用前景。目前，物联网技术在医疗信息管理中的应用见表2-1。

表2-1 物联网技术在医疗信息管理中的应用

序号	应用范围	说明
1	患者信息管理	医疗机构通过查询记录着患者的家族病史、既往病史、各种检查记录、治疗记录、药物过敏史等电子健康档案，可以为医生制订治疗方案提供帮助；医生和护士可以实时监测患者的生命体征，杜绝出现用错药、打错针等现象
2	医疗急救管理	在伤员较多、无法取得家属联系方式或患者处于危重情况等特殊情况下，医疗机构借助射频识别技术的可靠、高效的信息存储和检验方法，快速确认患者身份，包括确认其姓名、年龄、血型、紧急联系电话、既往病史、家属信息等详细资料，完成患者的入院手续登记，为急救患者争取宝贵的治疗时间
3	药品存储	医疗机构将物联网技术应用在药品的存储、使用、检核流程中，简化人工与纸本记录的处理流程和时间，及时提醒缺货，避免相关人员对类似的药品名称、剂量与剂型发生混淆，从而强化药品管理，确保药品供给及时
4	血液信息管理	医疗机构将物联网技术应用到血液管理中，能够有效地避免条形码容量小的弊端，可以实现非接触式识别，减少血液污染，并实现多目标识别，提高数据采集的效率
5	药品制剂防误	医疗机构通过在取药、配药过程中加入防误机制，在开立、调剂处方、护理给药、患者用药、药效追踪、药品库存管理、药品供货商进货、保存期限及保存环境条件等环节实现对药品制剂的信息化管理，从而避免用药疏忽，确保患者的用药安全
6	医疗器械与药品追溯	医疗机构通过准确记录物品和患者身份信息，如产品使用环节的基本信息、可能发生同样质量问题产品的地区、问题产品所涉及的患者、尚未使用的问题产品位置等信息，追溯不良产品及相关患者，控制所有未投入使用的医疗器械与药品，为事故处理提供有力的支持
7	信息共享互联	医疗系统通过应用物联网技术将医疗信息和记录进行共享互联，整合并形成一个完善的综合医疗网络。一方面，经过系统授权的医生可以翻查患者的病历、既往病史、治疗措施和保险明细，患者也可以自主选择或更换医生、医院；另一方面，系统支持基层医院在信息上与中心医院实现无缝对接，基层医院能够实时获取专家建议，安排病人转诊等
8	报警系统	医疗机构通过对医院医疗器械与患者的实时监控与跟踪，及时发现患者发出的紧急求救信号，防止患者私自离开医院，防止贵重器件的毁损或被盗，保护温度敏感药品和实验室样本

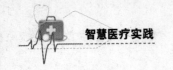

2.1.2.2 远程医疗监护

远程医疗监护主要是指医疗机构利用物联网技术，构建以患者为中心，基于危急重病患者的远程会诊和持续监护的服务体系。远程医疗监护技术的设计初衷是为了减少患者前往医院和诊所的次数。

随着远程医疗监护技术的进步，先进的传感器已经能够在患者的体域网范围内实现有效的通信，远程医疗监护的重点也逐步从改善生活方式转变为及时提供治疗信息。

在实际应用中，居民的健康信息可通过无线和有线方式传送到系统中，医疗机构通过远程医疗监护系统可建立个人医疗档案，从而提高基层医疗服务的质量，缩短患者的就医时间；医生通过此系统可进行虚拟会诊，将优质医疗资源向基层医疗机构延伸；医疗机构也可通过此系统构建临床案例的远程继续教育服务体系，提升基层医务人员的继续教育和教学的质量。

2.2　云计算技术

云计算技术应用在医疗行业，为整个行业注入了一股新的活力。

2.2.1　云计算的功能

云计算是一个虚拟化的计算机资源池，可以实现以下功能：

① 托管多种不同的工作负载，包括批量处理作业和托管面向用户的交互式应用程序；

② 通过快速部署虚拟机器或物理机器，迅速部署系统并增加系统容量；

③ 支持冗余的、能够自我恢复、高可扩展的编程模型，使工作负载能够从多种不可避免的硬件/软件故障中恢复；

④ 实时监控资源的使用情况，在需要时重新平衡资源分配。

2.2.2　云计算技术在医疗系统中的应用

目前，医疗机构的资源，包括医、教、研、人、财、物、信息等日趋繁复，各自的流程、应用与管理等都较复杂。传统的信息化系统虽然在一定程度上提高了医疗机构的管理和运营水平，但由于大多数系统只是对某种资源或局部资源进行管理，各种应用系统之间缺乏有效的关联，无法对医疗机构的各种资源进行充分整合，故难以避免地产生了"信息孤岛""应用孤岛"和"资源孤岛"三大难题。云计算技术在技术结构和核心功能上进行了改进，实现了信息资源共享，解决了"三大孤岛"问题。

云计算技术加快了医疗信息资源的建设，实现了信息资源共享，提高了整个医疗行业的服务水平。在以云计算为基础的医疗机构数字化建设中，医疗机构以医疗服务为核心，整个诊疗过程以患者为中心，患者的医疗信息能够在各科室实现共享，医疗机构可以深层次利用患者信息，进行数据挖掘、分析和利用。云计算技术还全面整合医院内的管理信息、患者的诊断及治疗信息、费用信息及经营管理信息，为医院全方位提升服务水平奠定了基础。

云计算技术在医疗系统中的应用如图2-1所示。

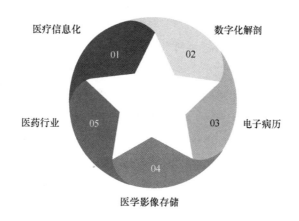

图2-1　云计算技术在医疗系统中的应用

1. 云计算技术为医疗信息化提供的服务

云计算技术为医疗信息化提供的服务如图2-2所示。

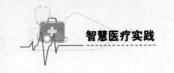

在线软件服务：分享基础设施，定制专属软件应用，解决医院信息系统和技术标准良莠不齐的问题

对服务器进行管理维护，减少维护成本，改善医疗卫生信息建设不普及的现状：租借硬件服务

分析计算服务：对相关数据库的数据进行精细加工和深度利用，提高医疗服务质量，为诊断病情提供科学依据

提供信息整合平台，共享和交流信息，改变"三大孤岛"的局面：数据存储服务

图2-2　云计算技术为医疗信息化提供的服务

2. 云计算技术在数字化解剖中的应用

随着医学图像处理技术、虚拟现实技术和信息技术在医学领域的应用，解剖学朝着数字化的方向发展，发展方向包括基于数字人体模型和虚拟人体或器官模型的解剖实践。将数字化解剖建立在云计算技术的基础上，无疑是具有实践意义的。

3. 云计算技术为电子病历提供的服务

当前，医疗机构中使用的电子病历（Electronic Medical Record，EMR）系统存在以下一些亟待解决的问题：可扩展性差、维护困难、数据共享困难、使用不方便、系统运行成本高、电子病历访问控制和隐私保护方面有所欠缺。云计算技术具有高可扩展、数据共享方便的特点，因此，EMR系统在底层采用云存储技术对电子病历进行分布式存储和管理，可以优化云计算技术本身和电子病历访问安全等方面存在的问题。基于云存储的EMR系统服务体系架构如图2-3所示。

云计算技术为电子病历系统提供了一个经济、安全、灵活高效的信息共享平台，解决了电子病历系统的一些难题，给电子病历系统的建设带来了好处，如图2-4所示。

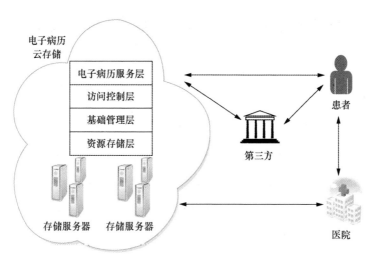

图2-3 基于云存储的EMR系统服务体系架构

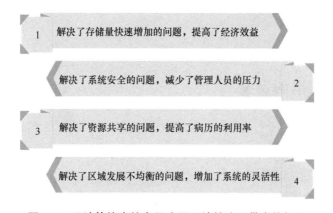

图2-4 云计算技术给电子病历系统的建设带来的好处

4.云计算技术为医学影像存储提供的服务

在PACS中，数据库是整个系统的主要组成部分。数据库文件结构的建立是编制程序的基础，也是维护工作开展的依据。云计算技术实现了，在不必对现有医疗设备进行升级换代或购买新软件的情况下，通过设计一个"私有云"，在"云"内进行数据处理和数据存储的工作，并进行图像存储及图像后期处理的目标。

5.云计算技术在医药行业中的应用

云计算技术集网格计算技术、效用计算技术、虚拟化技术等多种技术的优势于

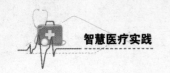

一身，在大型商业应用计算平台方面具有得天独厚的技术优势。用户所需的软件、平台、数据存储等各类计算资源均由云计算技术以服务的形式提供。云计算技术的运用不但为医药企业和科研机构减少了在相关软硬件上的投入和管理维护的成本，也方便了医药企业通过多种客户端，不受地理位置限制地访问服务，改变了传统医药企业用户购买软硬件产品的模式，提供了一种按服务用量来计算费用的新型商业运营模式。

2.3 大数据技术

大数据是由数量巨大、结构复杂、类型众多的数据构成的数据集合。大数据分析基于云计算应用模式，通过多源融合和数据挖掘，形成有价值的信息资源和知识服务。

2.3.1 大数据的定义

大数据又称巨量资料，其所涉及的数据资料规模巨大，人脑或主流软件工具无法在合理的时间内撷取、管理、处理这些资料，也无法高效地将其整理成为帮助企业经营决策提供依据的资料。

大数据具备 Volume（数据体量巨大）、Variety（数据类型繁多）、Velocity（处理速度快）和 Value（价值密度低）4 个特征。

（1）Volume

大数据的数据量巨大，数据集合的规模不断扩大，已从 GB 级发展到 TB 级又到 PB 级，甚至开始以 EB 和 ZB 来计量。一个中型城市的视频监控头每天就能产生几十 TB 的数据。

（2）Variety

大数据的类型复杂，以往我们产生或者处理的数据类型较为单一，大部分是结构化数据；而如今，社交网络、物联网、移动计算、在线广告等新的渠道和技术不断涌现，其产生大量的半结构化或者非结构化数据，如 XML、邮件、博客、即时消息的数据等，导致了新数据类型的激增。企业需要整合并分析来自传统和非传统信息源的数据，包括企业内部和外部的数据。随着传感器、智能设备和社会协同技术的快速发展，以文本、微博、传感器数据、音频、视频、单击流、日志文件等数据的类型越来越丰富。

（3）Velocity

数据产生、处理和分析的速度持续加快，数据流量也越来越大，加速的原因是数据的创建具有实时性。数据处理速度快，处理方向从批处理转向流处理。

（4）Value

由于休量不断加大，大数据的单位价值密度不断降低，然而数据的整体价值却在提高，有人甚至认为大数据等同于黄金和石油，其中蕴含了无限的商业价值。企业应充分挖掘大数据中潜藏的商业价值，拓宽经营范围，从而实现利润增长。

2.3.2 大数据技术在医疗行业的应用

大数据技术重点集中在医疗行业的临床操作、付款/定价、研发、新商业模式四大领域，涵盖了多项应用场景，如图2-5所示。

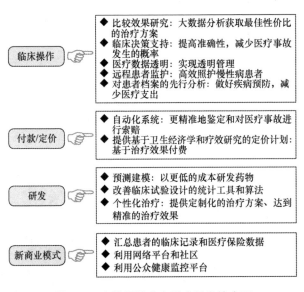

图2-5 大数据技术在医疗行业的应用

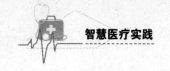

2.3.2.1 临床操作

1. 比较效果研究：大数据分析获取最佳性价比治疗方案

医疗机构可通过大数据技术全面地分析患者的特征数据和疗效数据，比较多种干预措施的有效性，可以找到针对特定患者的最佳治疗途径。对同一患者来说，医疗服务提供方不同，医疗护理方法和效果不同，治疗结果和费用也存在一定的差异。

2. 临床决策支持：提高准确性，减少医疗事发生的概率

临床决策支持系统有助于医疗机构提高工作效率和诊疗质量。临床决策支持系统分析医生输入的条目，比较其与医学指引存在的不同之处，提醒医生防止发生潜在的错误，从而降低医疗事故发生的概率和减少索赔数量，尤其是那些因为临床错误导致的医疗事故。大数据分析技术将使临床决策支持系统变得更加智能化，如可以使用图像分析和识别技术，通过识别医疗影像数据或者挖掘医疗文献数据，建立医疗专家数据库，从而给医生提供诊疗建议。

3. 医疗数据透明：实现透明管理

提升医疗过程中数据的透明性，使医疗从业者、医疗机构的绩效更加透明，间接提高医疗服务的质量。数据分析可以精简业务流程，通过精益生产降低生产成本，找到符合工作要求的效率更高的员工，从而提高护理质量并为患者带来更好的体验，给医疗服务机构带来额外的业绩增长潜力。大数据技术的应用可以实现医疗服务质量和绩效数据的公开发布，可以帮助患者在选择治疗医院时做出更加合适的决定，这也将帮助医疗服务提供方提高总体绩效，更具竞争力。

4. 远程患者监护：高效照护慢性病患者

医院采用大数据技术的远程患者监护系统对慢性病患者的治疗是非常有效的。远程患者监护系统包括家用心脏监测设备、血糖仪、芯片药片等，患者摄入芯片药片后，实时传送数据到电子病历数据库，通过分析数据，系统可有效缩短患者的住院时间，减少急诊次数，实现提高家庭护理比例和门诊医生预约量的目标。

5. 对患者档案的先行分析：做好疾病预防，减少医疗支出

对患者档案应用高级分析，可以确定哪些人群是某类疾病的易感人群。例如，应用高级分析可以识别哪些患者是患糖尿病的高风险人群，使他们能尽早接受预防性保健。高级分析也可以帮助患者从已经存在的疾病管理方案中找到最佳的治疗方案。

2.3.2.2 付款/定价

（1）自动化系统：更精准地鉴定和索赔医疗事故

自动化系统（例如应用机器学习技术）可以有助于医疗机构检测欺诈行为，这对检测索赔欺诈具有巨大的经济意义。一个全面的、一致的索赔数据库可以检测索赔的准确性，发现欺诈行为。这种欺诈检测是可以追溯，也是实时的。在实时检测中，自动化系统可以在支付发生前识别出欺诈行为，从而帮助医疗机构避免重大的经济损失。

（2）提供基于卫生经济学和疗效研究的定价计划：基于效果付费

一些医疗支付方正在利用数据分析衡量医疗服务提供方提供服务的质量，并依据服务水平进行定价。医疗服务支付方可以基于医疗效果进行支付，他们可以衡量服务提供方提供的服务是否达到特定的水平。

2.3.2.3 研发

（1）预测建模：以更低的成本研发药物

医药产品公司在研发新药物的阶段，可以通过数据建模和分析，确定最有效率的投入产出比，从而配备最佳资源组合。模型基于药物临床试验阶段之前的数据集及早期临床阶段的数据集，尽可能及时地预测临床结果。评价因素包括产品的安全性、有效性、潜在的副作用和整体的试验结果。医药公司通过预测建模可以降低产品的研发成本。

（2）改善临床试验设计的统计工具和算法

药品研发机构使用统计工具和算法，可以提高临床试验的设计水平，并促进在临床试验阶段更容易地招募到患者。患者数据挖掘可以评估患者是否符合试验条件，从而加快临床试验进程，提出更有效的临床试验设计建议，并帮助医疗机构找出最合适的临床试验基地。

（3）个性化治疗：提供定制的治疗方案，带来精准的治疗效果

医院通过对大型数据集（例如基因组数据）的分析，为患者提供个性化的治疗方案。个性化治疗方案可以改善医疗保健效果，例如在患者出现疾病的症状前，医院可提供早期的检测和诊断。在很多情况下，不同医生用同样的诊疗方法对同一位患者进行治疗，但是疗效却不一样，部分原因是患者的遗传变异所导致的。

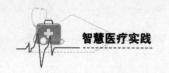

通过应用大数据技术，医生可针对不同的患者采取不同的诊疗方案，或者根据患者的实际情况及时调整药物剂量，减少药物的副作用。

2.3.2.4　新商业模式

（1）汇总患者的临床记录和医疗保险数据

医院和医药企业可以运用大数据技术汇总患者的临床记录和医疗保险数据，并进行数据分析，据此为患者提供更有针对性的服务和产品。

（2）利用网络平台和社区

新商业模式的潜力存在于网络平台和社区，这些平台汇集了大量有价值的数据，包括患者的问诊数据、医生的治疗方向等。

（3）利用公众健康监控平台

大数据技术的应用可改善公众健康监控。公共卫生部门可以通过覆盖全国的患者电子病历数据库，快速检测传染病，并通过集成疾病监测和响应程序，快速响应。

2.4　互联网技术

随着物联网技术的发展与社会需求的推动，"互联网＋医疗"应运而生，"移动医疗""掌上医院""云医院"等新鲜事物层出不穷，"互联网＋医疗"成为目前推动医疗改革发展的热点。

2.4.1　互联网技术在医疗服务中的应用

互联网技术在医疗服务中的应用主要体现在以互联网为新的载体，向大众提供更加便利的途径，方便其了解更多关于健康教育与信息查询、电子健康档案、在线疾病咨询的信息并方便远程会诊治疗等多种多样的健康服务的开展。

1. 互联网技术实现医疗信息共享

互联网技术在医疗服务中的广泛应用，为医疗行业实现信息资源共享提供了基础。医院把医疗服务作为信息化建设的重点，期望使各科室之间实现患者信息共享。互联网技术的应用有利于整合医院的管理信息，建立管理体系，以及提升医院的服务水平。在基层医疗机构中通过互联网技术提供信息共享和软件服务，促进基层医疗机构及时学习先进的医疗技术，提升医疗水平。患者利用互联网可以查看医疗行业的信息资源，获得在线咨询服务，也可以通过网络平台反馈的一些与自身症状相匹配的医疗信息，了解自身的情况，节约就医的时间，提高看病的效率。患者还可以清晰地查看每个医生的信息并且随时做出评价，以此激励并监督医生的工作。

2. 互联网技术在医疗服务中的创新应用

"互联网＋医疗"不仅方便了广大群众就医，也为医护工作者提供了便利。用户可以利用互联网技术通过网络客户端，使用视频监控服务，比如对于重症患者，家属可以通过医院设立的互联网远程服务，"探望"亲人及朋友；医生可以在病区之间移动查房，根据患者的病情提出各项检查和治疗方案，并可直接调阅患者的相关信息。"互联网＋医疗"可以根据患者的具体疾病情况，为患者合理安排疾病的对口专家服务，合理分流患者，实现分级诊疗，通过大量优质的医疗资源提高医生的接诊效率并保证患者的诊疗效果；护理人员可以实时查看患者的所有信息，同时采集和录入信息，比如建立无线呼叫系统，将病床呼叫设备与护理师的个人计算机或者移动设备相连接，随时随地接收患者的呼叫，及时处理突发事件；护理人员还可通过移动信息平台得知患者的输液医嘱信息，查询及核对信息，从而极大地提高工作效率。

2.4.2　互联网技术在医院中的应用

互联网技术在我国医院临床系统中的应用主要体现在以下 5 个方面。

1. 实现收费信息的公开透明

患者在住院前，首先要挂号，然后再到住院部登记。住院部工作人员可以根据患者的号牌输入患者的基本情况信息，同时上传到医院的系统，相应科室工作人员可以将患者住院期间产生的所有费用及时录入计算机，患者出院时，可以查

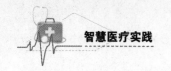

询及打印住院期间的费用，住院费用公开、透明。

2. 患者档案信息实现共享

在治疗过程中，医生会将患者的治疗信息录入系统，利用计算机网络管理患者的档案，建立档案信息表，及时保存患者的信息档案，从而有效地提高了工作效率，也方便及时查找患者的相关病历信息。

3. 患者及家属可以及时了解用药费用

患者用药要做到及时、安全，医护人员可以将不同患者所需药品的信息录入计算机，护士可以随时查询患者所用药品的信息。在用药过程中，护士也可以利用计算机网络及时掌握患者的药品费用，当患者所缴纳的住院费用不足时，可以及时通知患者补缴费用。

4. 提高医护人员病房查询效率

随着现代化医疗的快速发展，医院不断扩大建设的规模，以便容纳更多的患者住院，因此出现了大量的住院大楼。在通常情况下，相同病症的患者会居住在同一层病房，但主管医师并不一定相同，利用计算机网络，医生可以及时管理每一位住院的患者，从而节约时间，提高工作效率。

5. 利用计算机技术有效减少临床失误

当前，医院就诊人员的信息不断增加，传统操作手段已不能满足应用发展的需求，在一定程度上制约了医疗事业的健康发展。计算机技术可以准确、快速地管理医院临床信息以及就诊人员的信息，有效防止虚假信息的传播，在降低工作人员的劳动强度的同时，也使医院工作得到更多人的认可。

2.4.3 互联网技术在全民健康服务中的应用

互联网技术在全民健康服务中的应用，已从最早的提供医学知识、健康宣传等简单功能，发展到预约挂号、专家咨询、缴费、医疗质量评价等各种诊前、诊中和诊后服务，为患者提供了丰富的健康知识宣传和实时医疗服务，改善了患者的就医体验。

1. 移动医疗技术

移动医疗技术是指使用移动通信技术处理移动互联网中的医学大数据，从而及时准确地为用户提供医疗服务和信息的技术。移动医疗技术的应用以基于移动终端系统的医疗健康类 App 为主，该类 App 可提供寻医及健康咨询、预约挂号、检查报告查询、缴费等服务。

2. 远程医疗技术

远程医疗技术是指医疗机构运用通信技术、计算机技术及互联网技术，为本医疗机构外的患者提供技术支持的医疗活动。远程医疗提供远程问诊和远程监护等便捷的医疗服务。远程问诊有医疗咨询和网络医院两种常见形式；远程监护通常与无线网络技术、传感设备等相结合，采集用户体征数据，并将其传送到远端服务平台，平台上的医生为用户提供集保健、预防、监测于一体的远程医疗与健康管理服务。

3. 可穿戴医疗设备

可穿戴医疗设备是指直接穿戴在身上的便携式医疗或健康电子设备，在软件的支持下，可感知、记录、分析、调控／干预甚至治疗用户的疾病或维护用户的健康状态。可穿戴医疗设备的出现突破了传统生命体征信息的采集模式，有助于医疗机构获取医疗诊断和健康信息大数据，为早期预防和疾病发现提供帮助。

4. 区域协同医疗

区域协同医疗是指在一定区域范围内，整合各种医疗资源，利用信息技术、互联网技术，使医疗机构之间互相协作、资源共享，实现最大化的医疗资源利用的模式。近年来，各地通过构建区域卫生信息平台，实现医疗资源的整合和医疗机构间业务系统的互联互通，减少了患者重复检查的次数，完善了疾病管理和照护的流程。

2.5 人工智能技术

2.5.1 人工智能技术的定义

人工智能（Artificial Intelligence，AI），简单来说就是赋予机器人类的智慧，使机器能够帮助人类从事某些危险或高强度的工作。从专业角度来讲，人工智能是计算机科学的一个分支，综合了计算机、心理学和哲学等学科知识，由机器学习、

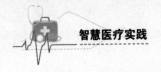

计算机视觉等组成。

当前，人工智能已在金融、零售、无人驾驶、智慧医疗等领域和方向取得了深入的应用和发展。

2.5.2 人工智能技术在医疗领域的应用

从全球创业公司实践的情况来看，智慧医疗的具体应用包括洞察与风险管理、医学研究、医学影像与诊断、生活方式管理与监督、精神健康管理、护理、急救室与医院管理、药物挖掘、虚拟助理等。总结来看，目前，人工智能技术在医疗领域的应用主要集中于以下 5 个方面，如图 2-6 所示。

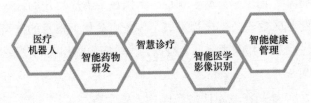

图2-6　人工智能技术在医疗领域的应用

1. 医疗机器人

机器人在医疗领域的应用并不少见，例如通过智能假肢、智能外骨骼和辅助设备等修复人类受损身体；医疗保健机器人辅助医护人员的工作等。目前，实践中的医疗机器人主要有两种：一种是能够读取人体神经信号的可穿戴型机器人，也称之为"智能外骨骼"；另一种是能够承担手术或医疗保健功能的机器人。

2. 智能药物研发

智能药物研发是指将人工智能中的深度学习技术应用于药物研究，通过大数据分析等技术手段快速、准确地挖掘和筛选出合适的化合物或生物，达到缩短新药研发周期、降低新药研发成本、提高新药研发成功率的目的的一系列过程。

人工智能技术通过计算机模拟计算，可以预测药物活性、安全性和副作用。人工智能技术借助深度学习技术，已在心血管治疗药物、抗肿瘤药物和常见传染病治疗药物的等研发方面取得了新突破。

3. 智慧诊疗

智慧诊疗就是将人工智能技术应用于辅助诊疗中，让计算机"学习"专家医生的医疗知识，模拟医生的思维和诊断推理，从而给出可靠的诊断和治疗方案。智慧诊疗场景是人工智能在医疗领域中最重要、最核心的应用场景。我国研制基于人工智能的专家系统始于 20 世纪 70 年代末，发展迅速。

4. 智能医学影像识别

智能医学影像识别是将人工智能技术应用于医学影像的诊断技术。人工智能技术在医学影像识别中的应用主要分为以下两部分。

① 图像识别：应用于感知环节，主要目的是通过人工智能技术分析医学影像，获取一些有价值的诊疗信息。

② 深度学习：应用于学习和分析环节，通过对大量的影像数据和诊断数据进行深度学习训练，促使系统提升诊断能力。

5. 智能健康管理

智能健康管理是指将人工智能技术应用于健康管理的具体场景中，主要有如图 2-7 所示的几个方面。

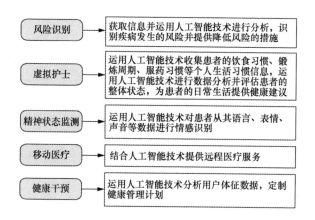

图2-7 智能健康管理的内容

第3章

智慧医院信息化建设

　　智慧医疗是医疗信息化向智慧化发展的重要成果，而智慧医院作为智慧医疗的重要组成部分，是推动医院管理向科学化、规范化和智能化发展的强劲动力。建设智慧医院是推进医院现代化进程的客观需求，现已成为了医院发展的一种趋势。

　　智慧医院的建设应体现"以患者为中心、以服务为根本、以管理为支撑"的核心理念，通过更深入的智能化、更全面的互联互通、更透彻的感知，实现医院、医生、护士、患者、供应商、政府、公共卫生、社区服务等之间的有效互动沟通，并利用信息化手段，加强在人、财、物方面的可视化、精细化管理，降低医院的运营成本，提高医院的效益，增强医院的活力，提升医院的综合能力。

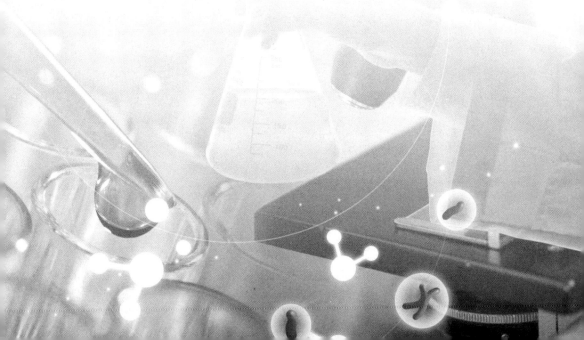

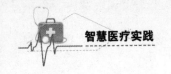

3.1 医院信息系统建设整体解决方案概述

智慧医院的建设将传统的"以收费为中心"的医院信息系统转向"以患者为中心"的临床信息系统，医院也将形成一套全新的服务模式。

3.1.1 以电子病历为核心来建设

电子病历是现代医疗机构开展高效、优质的临床诊疗、科研以及医疗管理工作所必需的重要临床信息资源，也是居民健康档案的主要信息来源。电子病历覆盖临床的各业务部门，采集、汇总、存储、处理、展现所有的临床诊疗信息，不仅可以实现纸质病历的电子化存储，病历的快速、智能、全结构化的录入，全模板化的管理，而且还可将多媒体技术融入其中，实现对医学图片的加工、处理、保存及回放。

建立和完善以电子病历为核心的医院信息系统，是实现智慧医院管理目标的重要措施，对完善医院管理模式具有重要意义和深远影响。

医院通过以电子病历为核心的临床信息系统的建设，可建立整个医院的信息系统，并最终形成医疗文档数据中心、医疗质量监控中心和医院运营数据中心。

3.1.2 系统总体架构

3.1.2.1 系统的整体架构

医院信息系统的整体架构如图3-1所示。

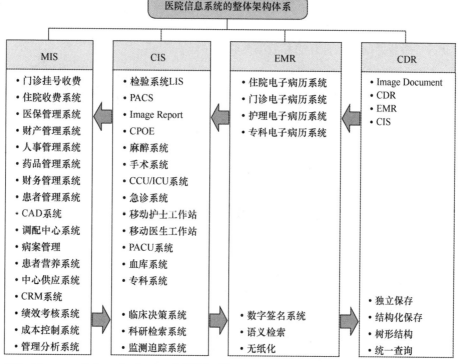

MIS：Management Information System，管理信息系统。
CAD：Computer Aided Design，计算机辅助设计。
CRM：Customer Relationship Management，客户关系管理。
Image Report：影像报告。
CPOE：Computerized Physician Order Entry，计算机化医生医嘱录入系统。
CCU：Coronary heart disease Care Unit，重症冠心病监护病房。
ICU：Intensive Care Unit，重症加强护理病房。
PACU：Postanesthesia Care Unit，麻醉后监测治疗室。
Image Document：影像文件。
CDR：Clinical Data Repository，临床数据仓库。

图3-1 医院信息系统的整体架构

3.1.2.2 基于SOA的系统架构

面向服务的架构（Service-Oriented Architecture，SOA）是一种面向企业级服务的系统架构，是一种进行系统开发的新的体系架构。在采用SOA的系统中，具体应用程序的功能是由一些松耦合且具有统一接口定义方式的组件（也就是Service）组合构建的。采用SOA是因为企业有具体需求，采用SOA的系统架构极大提高了业务的灵活性。业务灵活性是指企业能有效地响应变更快速的业务，并且利用业务变更来获得竞争优势。创建一个业务灵活的架构意味着创建一个可

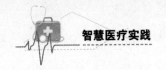

以满足当前还未知的业务需求的 IT 架构，从而实现全面整合医院管理信息系统、放射科信息系统、实验室检查系统、医学影像存储和通信系统等电子数据，实现各业务子系统之间的信息互通和数据关联。

医院信息化系统由中间件服务、移动应用程序、Windows 应用程序构成。移动应用程序是指在 EDA 设备上使用的程序，基于移动操作系统开发的软件。Windows 应用程序是指基于 Windows 操作系统开发的应用程序。

3.2 EMR系统建设

EMR 系统是指医疗机构内部采集、存储、访问电子病历信息和提供在线帮助，并围绕提高医疗质量、保障医疗安全、提高医疗效率而提供信息处理和智能化服务功能的计算机信息系统。EMR 系统既包括应用于门（急）诊、病房的临床信息系统，也包括检查、化验、病理、影像、心电、超声等医技科室的信息系统。

EMR 系统的功能分为必需、推荐和可选 3 个等级：必需功能是指 EMR 系统必须具备的功能；推荐功能是指 EMR 系统目前可以暂不具备，但在下一步发展中应当重点扩展的功能；可选功能是指为进一步完善 EMR 系统，医疗机构根据实际情况选择实现的功能。

3.2.1 EMR 系统的基础功能

EMR 系统应当具备用户授权与认证、审计、数据存储与管理、患者隐私保护和字典数据管理等基础功能，以保障电子病历数据的安全性、可靠性和可用性。电子病历的管理以建立数据中心为基础，实现信息实时上传、自动备份和资源共享。

3.2.1.1 用户的授权功能

用户的授权功能见表 3-1。

表3-1 用户的授权功能

必需的功能	推荐的功能
① 创建用户角色和工作组，为各使用者分配独立的用户名； ② 对各角色、工作组和用户进行授权并分配相应权限，具备注销用户名的功能，但仍保留该用户在系统中的历史信息； ③ 创建、修改电子病历的访问规则，根据业务规则对用户自动临时授权，以满足电子病历灵活访问授权的需要； ④ 具有修改操作日志的功能	① 用户权限有时间限制，超出设定时间后不再具有相应的权限； ② 根据法律、法规的规定，提供对患者本人及其监护人、代理人授权访问部分病历资料的功能

3.2.1.2 用户的认证功能

用户的认证功能包含以下 5 个方面：

① EMR 系统的使用者必须经过规范的用户认证流程，认证流程中的验证方式至少支持用户名/密码、数字证书、指纹识别中的任意一种；

② 用户在首次登录系统时必须修改初始密码，该功能模块同时开启密码强度认证规则的验证功能，避免用户使用过于简单的密码；

③ 设置密码有效期，用户无法使用超过有效期的密码登录 EMR 系统；

④ 设置账户锁定时间，当用户多次登录错误时，自动锁定该账户，管理员有权限解除锁定的账户；

⑤ EMR 系统采用用户名/密码认证方式时，管理员有权限重置密码。

3.2.1.3 审计的功能

审计的功能包含以下 3 个方面：

① 用户登录 EMR 系统或访问患者的电子病历时，该模块自动生成、保存使用日志，并可追踪查看用户所有的操作；

② 自动生成保存电子病历数据的创建、修改、删除等审计日志（至少包括操作时间、操作者、操作内容等），并提供按审计项目追踪查看其所有操作者、按操作者追踪查看其所有操作等功能；

③ 提供审计用户登录所用的数字证书。

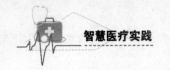

3.2.1.4 数据存储与管理功能

数据存储与管理功能见表 3-2。

表3-2 数据存储与管理功能

必需的功能	推荐的功能
① 具备转换、存储管理各种类型病历资料的功能；同时，采用公开的数据存储格式，具有使用非特定的系统或软件解读EMR资料的功能。 ② 具备按标准格式存储数据或将已存储的数据转换为标准格式的功能；处理暂无标准格式的数据时，具有将以私有格式存储的数据转换为其他开放格式的数据的功能。 ③ 具备在存储的EMR数据项目中保留文本记录的功能。 ④ 具备长期管理和随机访问EMR数据的功能。 ⑤ 具备备份和恢复EMR数据的功能；当EMR系统更新、升级时，可确保仍有可使用原有的数据	① 以适当的方式保存完整的、原始的医疗记录； ② 当超出业务规定的时限或场景时，禁止修改医疗记录； ③ 有条件的医疗机构应当建立信息系统的灾备体系

3.2.1.5 保护患者隐私的功能

保护患者隐私的功能见表 3-3。

表3-3 保护患者隐私的功能

必需的功能	推荐的功能
① 具备设置EMR保密等级的功能，分级管理操作人员的权限，用户根据权限访问相应保密等级的EMR；授权用户在访问EMR时，系统自动隐藏保密等级高于用户权限的EMR。 ② 当医务人员因工作需要查看非直接相关患者的EMR时，系统警示使用者要依照规定使用患者的EMR	具备对患者的EMR进行匿名化处理的功能，以便在必要的情况下保护隐私

3.2.1.6 字典数据的管理功能

字典数据的管理功能包含以下两个方面：

① 增加、删除、修改各类字典条目等功能；

② 管理字典数据版本的功能，当字典数据更新、升级时，该功能可确保原有字典数据的继承与使用。

3.2.2 EMR 系统的主要功能

3.2.2.1 EMR创建的功能

我们通过系统为患者创建 EMR 时，必须赋予患者唯一的标识号码，建立包含患者基本属性信息的主索引记录，以确保患者的各种相关记录与患者的唯一标识号码相对应。EMR 创建功能的模块及其要求见表 3-4。

表3-4　EMR创建功能的模块及其要求

功能模块	要求
EMR主索引的创建	① 具备为患者（含急诊或其他情况下身份不确定的患者）创建EMR并赋予其唯一标识号码的功能，医务人员通过该标识号码可查阅患者的EMR； ② 具备为每位患者的EMR创建唯一的主索引，记录患者的基本信息（至少包括患者姓名、性别、出生日期、常住地地址等），并可随时修改、补充和完善患者的基本信息等功能； ③ 具备为患者分配其他标识类型，如病案号、医疗保险号、身份证号等，并能将各类标识与EMR唯一标识号码进行关联等功能； ④ 具备按照患者唯一标识号码、其他类型标识、基本信息项等进行分类检索的功能； ⑤ 具备修改日志记录的功能，如修改患者的基本信息（如姓名、性别、出生日期等）
EMR的查重合并	具备EMR自动查重的功能，能够将同一患者的多重EMR与该患者唯一标识号码关联，医务人员通过唯一标识号码查阅患者的EMR

3.2.2.2 患者既往诊疗信息的管理功能

EMR 系统提供患者既往诊疗信息的收集、管理、存储和展现的功能，使医护人员全面掌握患者的既往诊疗情况。

（1）患者既往疾病史的管理功能

患者既往疾病史的管理功能如图 3-2 所示。

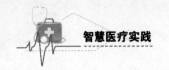

①增加、修改、删除患者既往疾病诊断（或主诉）和治疗情况等记录，记录至少包括疾病（主诉）描述、诊断、诊断医师、诊断日期等；
②增加、修改、删除患者既往手术史等记录，记录至少包括手术名称、手术日期、手术者等；
必需的功能 ☞ ③增加、修改、删除患者既往用药史等记录，记录至少包括药物名称，用药起止时间，用药剂量、途径、频次等；
④采集患者既往门诊诊疗的有关信息，门诊诊疗信息至少包括就诊日期、就诊科室、诊断结果等，并将其按照分类编码录入患者的疾病诊断中；
⑤具备以自由文本方式录入诊断（或主诉）过程的功能

推荐的功能 ☞ 从患者本次就诊记录中自动提取诊断信息，并将其归入诊断史中进行管理

图3-2　患者既往疾病史的管理功能

（2）患者药物过敏史和不良反应史的管理功能

患者药物过敏史和不良反应史的管理功能如下。

① 增加、删除、修改患者的药物过敏史和不良反应史等，药物过敏史记录至少包括患者过敏的药物和症状、严重程度、发生日期等；不良反应史记录至少包括不良反应症状、发生原因、严重程度、发生时间等。

② 具备按照类别完整地展现患者既往疾病史、药物过敏史和不良反应史、门诊和住院诊疗信息的功能。

3.2.2.3　住院病历的管理功能

住院病历的管理功能包括创建、管理、存储和展现医疗电子文书。

（1）创建住院病历的功能

创建住院病历的功能见表 3-5。

表3-5　创建住院病历的功能

必需的功能	推荐的功能
① 具备创建住院病历的各组成部分，并自动记录创建时间、创建者等信息； ② 具备补记、修改住院病历信息等功能，还具备识别操作者的身份、保存历次操作痕迹、标记准确的操作时间和操作者信息等功能	① 具备根据患者住院期间的电子病历记录，自动生成病案首页中住院天数、确诊日期、出院诊断、手术及操作、费用、护理等信息的功能； ② 具备标识临床试验病例、教学病例等特殊病历的功能

（2）录入与编辑住院病历的功能

录入与编辑住院病历的功能如图3-3所示。

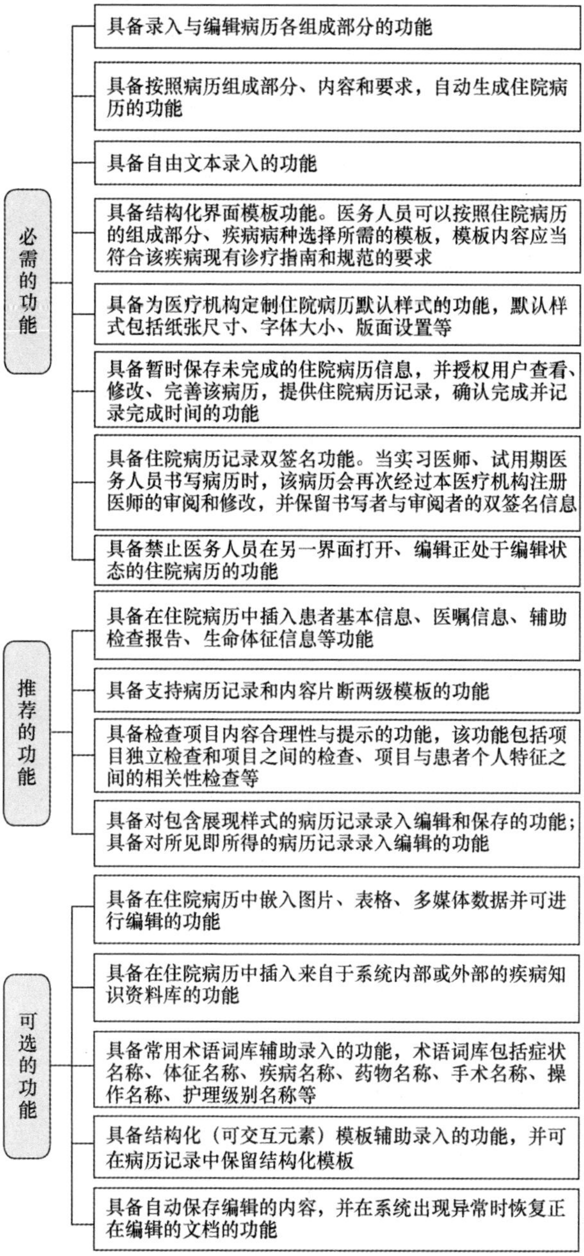

```
          ┌─ 具备录入与编辑病历各组成部分的功能

          ├─ 具备按照病历组成部分、内容和要求，自动生成住院病
          │   历的功能

          ├─ 具备自由文本录入的功能

          ├─ 具备结构化界面模板功能。医务人员可以按照住院病历
   必       │   的组成部分、疾病病种选择所需的模板，模板内容应当
   需       │   符合该疾病现有诊疗指南和规范的要求
   的 ─────┤
   功       ├─ 具备为医疗机构定制住院病历默认样式的功能，默认样
   能       │   式包括纸张尺寸、字体大小、版面设置等

          ├─ 具备暂时保存未完成的住院病历信息，并授权用户查看、
          │   修改、完善该病历，提供住院病历记录，确认完成并记
          │   录完成时间的功能

          ├─ 具备住院病历记录双签名功能。当实习医师、试用期医
          │   务人员书写病历时，该病历会再次经过本医疗机构注册
          │   医师的审阅和修改，并保留书写者与审阅者的双签名信息

          └─ 具备禁止医务人员在另一界面打开、编辑正处于编辑状
              态的住院病历的功能

          ┌─ 具备在住院病历中插入患者基本信息、医嘱信息、辅助
          │   检查报告、生命体征信息等功能

   推       ├─ 具备支持病历记录和内容片断两级模板的功能
   荐 ─────┤
   的       ├─ 具备检查项目内容合理性与提示的功能，该功能包括项
   功       │   目独立检查和项目之间的检查、项目与患者个人特征之
   能       │   间的相关性检查等

          └─ 具备对包含展现样式的病历记录录入编辑和保存的功能；
              具备对所见即所得的病历记录录入编辑的功能

          ┌─ 具备在住院病历中嵌入图片、表格、多媒体数据并可进
          │   行编辑的功能

          ├─ 具备在住院病历中插入来自系统内部或外部的疾病知
   可       │   识资料库的功能
   选       │
   的 ─────┤─ 具备常用术语词库辅助录入的功能，术语词库包括症状
   功       │   名称、体征名称、疾病名称、药物名称、手术名称、操
   能       │   作名称、护理级别名称等

          ├─ 具备结构化（可交互元素）模板辅助录入的功能，并可
          │   在病历记录中保留结构化模板

          └─ 具备自动保存编辑的内容，并在系统出现异常时恢复正
              在编辑的文档的功能
```

图3-3 录入与编辑住院病历的功能

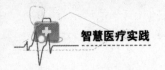

（3）修改住院病历记录的功能

修改住院病历记录的功能见表3-6。

表3-6　修改住院病历记录的功能

必需的功能	推荐的功能
① 具备修改和删除病历记录，并自动记录、保存病历中所有修改痕迹的功能，这些修改痕迹至少包括修改内容、修改人、修改时间等要素； ② 具备按照用户修改权限管理病历的功能，即允许上级医务人员修改下级医务人员创建的病历记录	具备禁止修改及打印病历记录的功能

（4）病历模板的管理功能

病历模板的管理功能见表3-7。

表3-7　病历模板的管理功能

必需的功能	推荐的功能
① 具备用户自定义病历模板、对创建模板设置权限管理、对用户创建的模板进行相应的授权等功能； ② 具备对病历模板的使用范围设置分级管理的功能，病历模板使用范围包括创建者本人、科室、全院	① 具备创建结构化模板的功能，结构化模板至少包含单选项、多选项、必填项、填空、不可修改文本等要素； ② 具备对结构化元素设定录入方式、取值范围、校验规则等属性的功能

（5）护理记录的管理功能

护理记录的管理功能包含以下4个方面：

① 具备记录患者生命体征的功能，生命体征包括体温、脉搏、呼吸和血压等；

② 具备自定义生命体征项目的功能；

③ 具备录入手术护理单记录的功能；

④ 具备录入危重护理单记录的功能。

3.2.2.4　医嘱管理功能

医嘱管理主要指管理医嘱下达、传递和执行等工作，以保障医嘱实施的正确性，并记录医嘱实施过程的关键时间点。

（1）录入一般医嘱的功能

录入一般医嘱的功能适用于所有类型的医嘱，即含门（急）诊各类处方和医嘱，该模块包含如图 3-4 所示的功能。

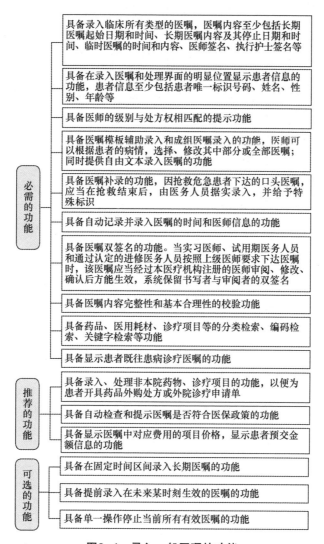

图3-4 录入一般医嘱的功能

（2）录入药物治疗医嘱（含门、急诊处方）的功能

录入药物治疗医嘱（含门、急诊处方）的功能除满足一般医嘱录入的功能外，还包含如图 3-5 所示的功能。

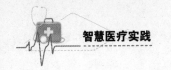

具备录入药物治疗医嘱的功能，医嘱内容至少包括药品名称、规格、剂量、给药途径、使用频次，录入时间，执行人，执行起止时间，使用备注，抗菌药物皮试等内容

具备所有录入医嘱和处理界面的明显位置显示患者是否药物过敏的标志的功能

必需的功能

具备主动提示药品的常用剂量、用法，药品说明书查询的功能，并根据医嘱自动审查和提示药品的使用禁忌、药物过敏反应；按照临床合理用药的有关规定，当医师选择限制性药品和超常规剂量用药时，系统提出告警

按照相关要求，审核并提示门、急诊处方

具备抗菌药物等特殊药品分级使用的功能

具备显示自备药标识的功能

具备医嘱单、处方打印和输出的功能

具备专科常用药物、疾病常用药物列表的功能，并提示药品价格、库存情况等相关信息

具备复制、导入患者既往用药医嘱，并修改生成新医嘱的功能

推荐的功能

具备按照临床合理用药有关规定审核医嘱和处方的功能，审核内容包括药物合理性检验、药物与医疗保险、新农合等政策的符合性等

具备分类检索药品通用名、商品名、药品作用等关键词的功能

具备住院患者出院带药处方打印的功能

具备根据患者年龄、体重、肝肾功能等个人情况计算药品使用量的功能

可选的功能

具备处方药、非处方药提示的功能

具备医疗保险和新农合用药政策查询功能，查询内容包括药品目录、特殊疾病用药目录、特殊药物使用规定、用药量规定、自费比例查询等

图3-5　录入药物治疗医嘱（含门、急诊处方）的功能及要求

（3）录入和处理检查、检验类医嘱的功能

录入和处理检查、检验类医嘱的功能除满足一般医嘱录入的功能外，还应满足如图 3-6 所示的功能。

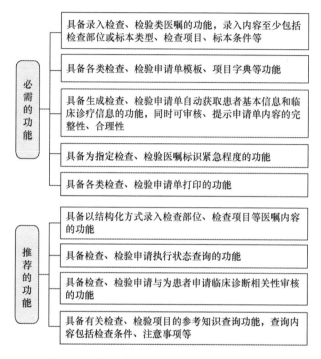

图3-6 录入和处理检查、检验类医嘱的功能

（4）管理医嘱模板的功能

管理医嘱模板的功能见表 3-8。

表3-8 管理医嘱模板的功能

必需的功能	可选的功能
① 提供创建、修改、删除医嘱模板，并与字典实时同步的功能； ② 提供分类管理医嘱模板的功能，医嘱模板可以设置为公共模板、科室模板和个人模板，并设置相应的管理权限	① 提供根据既往医嘱整合生成新医嘱模板的功能； ② 提供构建结构化模板的功能，支持用户定制结构化诊疗的项目申请单

（5）处理与执行医嘱的功能

处理与执行医嘱的功能如图 3-7 所示。

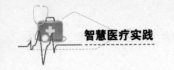

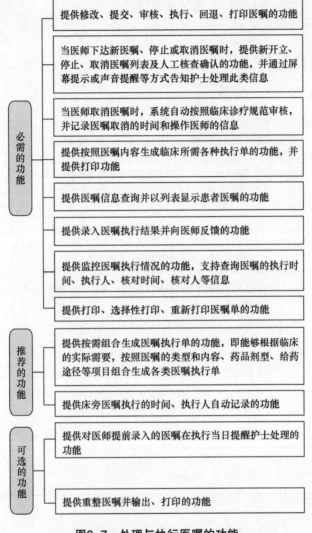

图3-7　处理与执行医嘱的功能

3.2.2.5　管理检查、检验报告的功能

管理检查、检验报告的功能主要为各类检查、检验报告的采集、修改、告知与查阅、报告内容展现等提供支持。

（1）修改检查、检验报告的功能

修改检查、检验报告的功能见表3-9。

表3-9 修改检查、检验报告的功能

必需的功能	推荐的功能
具备允许检查、检验科室修改已完成的报告，并主动提示接收的报告已被修改的功能	提供记录报告的修改内容、时间和人员等信息的功能

（2）告知检查、检验报告的功能

告知检查、检验报告的功能包含以下两点：

① 在用户登录系统或使用系统时，系统主动向用户提示患者有新的检查、检验报告；

② 主动向用户提示患者检查、检验报告中的异常结果和危急结果。

（3）展现检查、检验报告内容的功能

展现检查、检验报告内容的功能及要求如图3-8所示。

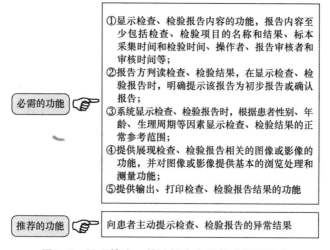

图3-8 展现检查、检验报告内容的功能及要求

（4）管理外院检查、检验报告的功能

管理外院检查、检验报告的功能包含以下两个方面：

① 提供采集外院检查、检验报告的功能，能将外院的电子检查报告导入本院系统，或将外院的纸质检查报告扫描后归集到本系统中进行统一的管理和展现；

② 标识外院检查、检验报告的来源，并归类标引报告内容。

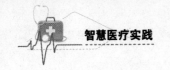

3.2.2.6　展现EMR的功能

展现 EMR 的功能是指以直观、有效、便捷的方式展现患者的病历资料，为医护人员全面、有效地掌握患者的病情提供支持。

（1）整理病历资料的功能

整理病历资料的功能包含按照就诊时间顺序、病历资料类型，分类管理患者医疗记录。

（2）查询病历资料的功能

查询病历资料的功能包括分类检索和查阅病历。检索内容包括患者的基本信息、就诊时间、就诊科室、接诊医师、疾病编码信息等。

（3）浏览 EMR 的功能

浏览 EMR 的功能包含以下两点。

① 必需的功能：提供可浏览患者各类 EMR 的独立软件。

② 推荐的功能：提供基于 Web 方式浏览 EMR 的软件。

（4）展现 EMR 的功能

展现 EMR 的功能包含如图 3-9 所示的功能。

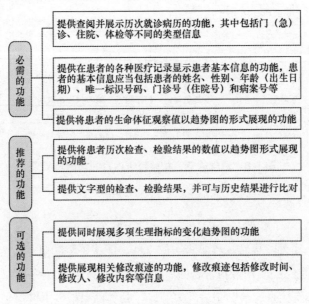

图3-9　展现EMR的功能

（5）打印／输出EMR的功能

打印／输出EMR的功能如图3-10所示。

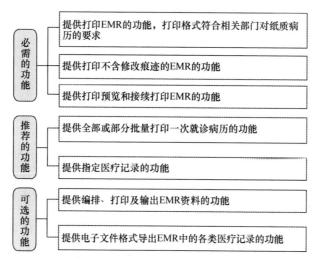

图3-10 打印/输出EMR的功能

3.2.2.7 临床知识库的功能

临床知识库为医师开具医嘱、选择诊疗方案等提供辅助性的功能支持。临床知识库应用的重点是辅助医师实施正确的诊疗措施，提供主动式的提示与警告，规范医师的诊疗行为。

（1）临床路径管理知识库的功能

临床路径管理知识库的功能如图3-11所示。

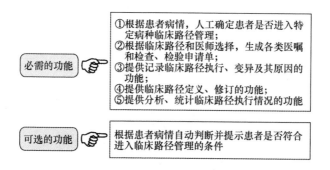

图3-11 临床路径管理知识库的功能

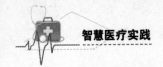

（2）临床诊疗指南知识库的功能

临床诊疗指南知识库的功能包含以下两个方面。

① 必需的功能：提供调阅、修订临床诊疗指南的功能。

② 可选的功能：根据临床诊疗指南指导医师、护士开展疾病诊疗、护理及健康指导工作。

（3）临床资料库的功能

临床资料库的功能见表3-10。

表3-10　临床资料库的功能

推荐的功能	可选的功能
① 提供将既往典型病例、外部科技文献存入资料库并可随时调阅的功能； ② 提供根据关键词检索资料库的功能	① 提供链接至外部资料库的功能； ② 提供更新、升级资料库的功能

（4）合理用药知识库的功能

合理用药知识库的功能如图3-12所示。

（5）医疗保险政策知识库的功能

医疗保险政策知识库的功能见表3-11。

表3-11　医疗保险政策知识库的功能

必需的功能	推荐的功能
① 当医师开具医嘱或处方时，系统审查医疗保险用药或诊疗项目目录，并在超出医疗保险目录范围时给予提示； ② 维护医疗保险政策知识库的内容	根据药品价格、医疗保险政策等因素自动推荐可用药品

（6）记录知识库执行情况的功能

记录知识库执行情况的功能见表3-12。

表3-12　记录知识库执行情况的功能

必需的功能	推荐的功能
医务人员根据患者病情自主选择是否按照系统提示执行操作，允许医务人员可以不按照系统给出的提示和建议执行相关的操作	① 提供当系统对医嘱或处方内容发出警示信息时，用户对系统警示内容遵从或忽略记录的功能； ② 提供当用户忽略系统警示信息时，可以录入相关理由的功能

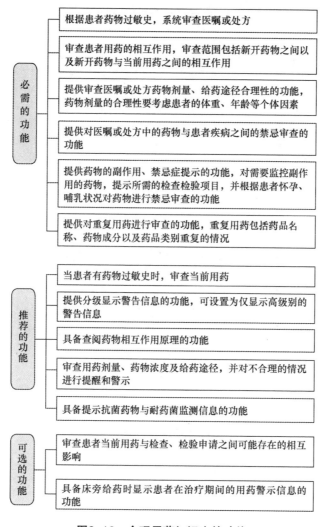

图3-12 合理用药知识库的功能

3.2.2.8 管理与控制医疗质量的功能

EMR 系统通过汇总、统计与分析病历，在管理与控制病历质量、监管合理用药的情况、监测医院感染的情况、监控医疗费用和高值耗材等方面为管理与控制医疗质量提供支持。

（1）管理与控制病历质量的功能

管理与控制病历质量的功能见表 3-13。

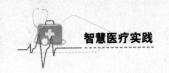

表3-13　管理与控制病历质量的功能

必需的功能	推荐的功能
① 授权病历质量管理人员按项目选取、调用病历，项目内容包括患者疾病名称、病情、病区、经治医师等； ② 按照时限要求，自动检查住院病历记录的完成情况，并提示责任医师和病历质量管理人员有未按时完成的病历记录操作； ③ 病历质量管理人员评价病历质量并将病历质量评价与缺陷反馈给责任医师； ④ 病历质量管理人员审查的病历会被标记审查时间和审查者； ⑤ 病历质量管理人员自定义缺陷项目	① 自定义住院病历记录完成时限； ② 终末病历质量检查评分； ③ 病历质量管理人员对病历缺陷内容的纠正情况进行追踪和检查

（2）监管合理用药的功能

监管合理用药的功能如图3-13所示。

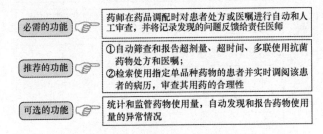

必需的功能	药师在药品调配时对患者处方或医嘱进行自动和人工审查，并将记录发现的问题反馈给责任医师
推荐的功能	①自动筛查和报告超剂量、超时间、多联使用抗菌药物处方和医嘱； ②检索使用指定单品种药物的患者并实时调阅该患者的病历，审查其用药的合理性
可选的功能	统计和监管药物使用量，自动发现和报告药物使用量的异常情况

图3-13　监管合理用药的功能

（3）监测医院感染情况的功能

监测医院感染情况的功能见表3-14。

表3-14　监测医院感染情况的功能

必需的功能	推荐的功能
① 根据患者生命体征数据、检验结果、医疗操作记录、抗菌药物使用记录等数据自动筛查并综合判断住院患者的感染病例； ② 系统主动筛查并警告集中出现类似医院感染的病例	疑似医院感染病例被医院感染管理人员判断为医院感染确诊病例时，系统将患者相关信息实时反馈给相关医护人员

（4）监控医疗费用情况的功能

监控医疗费用情况的功能如下：

① 具备指定时期单病种的费用统计、住院人均的费用、床均费用和门诊次均费用的统计功能；

② 具备统计指定时期药物收入占总收入比例的功能；

③ 具备审核医疗保险患者医疗项目及费用的功能；

④ 具备实时监控患者诊疗相关费用的支出情况，以及监控管理高值耗材、贵重药品使用的功能。

3.2.3 EMR 系统的扩展功能

（1）开放的数据接口

EMR 系统应当支持临床科室与药事管理、检查检验、医疗设备管理、收费管理等部门之间建立数据接口，逐步实现院内数据共享，优化工作流程，以提高工作效率。

（2）灵活的系统对接

EMR 系统与其他系统的对接功能见表3–15。

表3–15　EMR系统与其他系统的对接功能

模块	推荐的功能
与区域医疗信息系统对接	① 与区域医疗信息系统共享本系统的EMR； ② 公立医院与基层卫生服务机构的信息系统对接
与居民电子健康档案信息系统对接	① 与居民电子健康档案信息系统共享本系统的EMR； ② 与居民电子健康档案信息系统对接，经授权后可以实时调用患者的电子健康档案信息
与新农合信息系统对接	与新农合信息系统对接，经授权后可以定时调用本系统的EMR

3.3 医技系统

医技系统主要包括 PACS（Picture Archiving and Communication System，

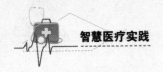

医学影像信息系统）、LIS（Laboratory Information System，实验室信息系统）、手术麻醉管理系统、血库管理系统、医院心电信息系统等。

3.3.1　PACS 的建设规划

PACS 的建设可以分为以下两个阶段。

第一阶段为建设放射科 PACS。内容包括改造和全面升级放射科的网络和存储系统，保证影像数据的访问效率和在线存储时间（3~5 年）；实现登记和报告的电子化；实现与 HIS（Hospital Information System，医院信息系统）的数据交换，配备叫号系统与技师工作站，全面优化放射检查的工作流程；实现全面的放射检查和科室的信息化管理等。

第二阶段为建设全院的 PACS。内容包括建设其他相关影像检查的信息化系统（包括超声、内窥镜等）；建设病理信息系统；实现全院影像检查信息共享并建设临床访问的影像中心系统。

（1）建设放射科 PACS

建设放射科 PACS 主要包含以下 5 个方面。

① 优化和完善放射科的工作流程：实现电子检查申请，采用叫号系统，严格确认患者身份并确保拍片质量，全面实现"软阅片"，统一管理发片，杜绝检查环节可能发生的错误，提高影像检查的整体服务效率和水平。

② 实现在线、近线、离线的 3 级存储。

③ 为每个机房配备机房工作站（技师工作平台），并配置医生诊断工作站（含读片示教工作站），确保无纸化和无胶片化的工作流程，全面提高影像检查的效率和质量。

④ 深化挖掘和统计各种数据，使科室各项规章制度的制订和执行更加合理化，使科室的管理和服务更加信息化和人性化，从而为放射科提供现代化的工作环境。

⑤ 改造放射科的现有网络，保证数据传输的高效和畅通。

完成 PACS 建设后的放射科信息系统如图 3-14 所示。

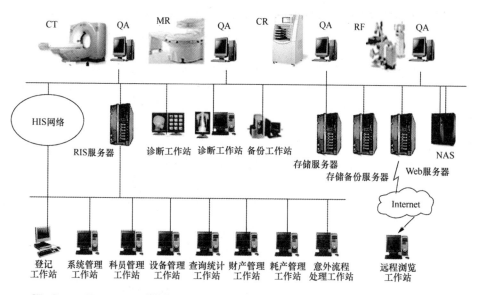

CT: Computed Tomography，计算机断层扫描。
QA: Quality Aussurance，质量保证。
MR: Magnetic Resonance，磁共振。
CR: Computed Radiography，计算机X摄影。
RF: Radio Fluoroscopy，无线荧光透视。
NAS: Network Attached Storage，网络附属存储。

图3-14　完成PACS建设后的放射科信息系统

完成 PACS 建设后，放射科的工作流程如图 3-15 所示。

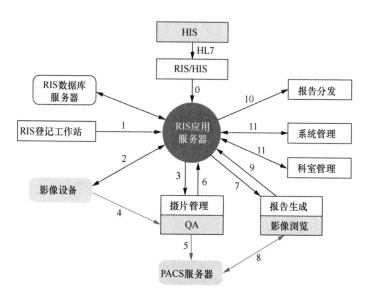

图3-15　完成PACS建设后，放射科的工作流程

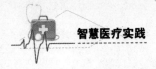

（2）全院 PACS 的建设规划

完成放射科 PACS 建设后，医院可以建设全院的 PACS，内容包括实现全院影像检查信息共享并建设临床访问的影像中心系统、放射信息系统、特检信息系统、病理信息系统及其他相关影像检查的信息化系统（如超声系统、内窥镜系统等）。医院的 PACS 的框架如图 3-16 所示。

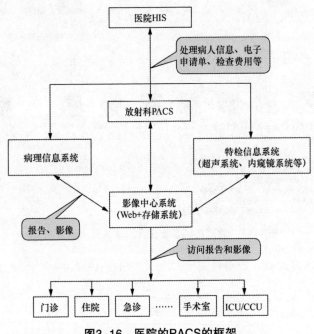

图3-16　医院的PACS的框架

1）影像中心系统

影像中心系统是医院 PACS 建设的核心。PACS 的影像中心系统由中心端和客户端两部分组成。

系统的中心端主要包括海量数据存储中心、影像检查报告管理系统和 Web 访问服务器。海量数据存储中心采用无损压缩方式保存影像数据，存储容量通常可以存储医院 5 年内的影像、检查数据。系统的客户端则包括一个影像检查报告浏览器，报告可以在浏览器上显示，也可以被打印。

影像中心系统为影像信息化系统（如超声系统、病理系统等）提供了接口，允许这些系统将报告和影像通过标准的格式转发给影像中心，影像中心系统统一管理这些报告和影像。全院的PACS（包括影像中心）的结构示意如图3-17所示。

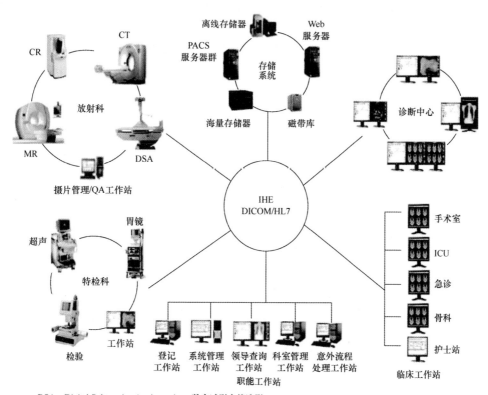

DSA: Digital Subtraction Angiography，数字减影血管造影。
IHE: Integrating The Healthcare Enterprise，医疗信息系统集成。
HL7: Health Level Seven的缩写，健康资讯交换第七层协议。
DICOM: Digital Imaging and Communications in Medicine，医学数字成像和通信。

图3-17 全院的PACS（包括影像中心）的结构示意

2）放射信息系统

一个高效的，基于DICOM、HL7和医疗信息系统集成规范的放射信息系统应具有信息登记、摄片管理、报告生成和分发、工作流程管理、电子胶片管理、管理科室和数据统计等功能。

3）特检信息系统

特检信息系统应实现超声、内窥镜、心电图检查的电子化、无胶片化，以及科室管理的全面信息化。该系统通常由登记工作站、影像采集和诊断工作站、系

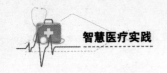

统管理和科室管理工作站、存储服务器等组成，具有预约和登记检查、管理患者队列、采集影像、生成图文报告、管理系统和科室、保证数据质量等功能，并能够与 HIS 和其他 CIS 交换和共享数据。

4）病理信息系统

病理信息系统应实现病理检查工作的电子化，以及样本、质控、科室管理的全面信息化，具有录入检查、管理标本、管理取材、采集影像、生成图文报告、管理系统和科室等功能，并能与 HIS 和其他 CIS 交换和共享数据。

3.3.2 LIS

LIS 将实验仪器接入计算机，使实验数据存取、报告审核和打印分发、实验数据统计分析等繁杂的操作过程实现智能化、自动化和规范化。LIS 的建立有助于提高实验室的整体管理水平，堵住管理漏洞，提高检验质量，降低运行成本、人力资源成本等。LIS 应具备的模块及功能见表 3-16。

表3-16　LIS应具备的模块及功能

序号	模块	功能说明
1	检验申请	① 医生在门诊（住院）工作站填写检验申请单（医嘱），告知检验部门要执行的检验项目； ② 检验技师工作站核收检验申请
2	标本采集	① 采样人根据检验申请单的检验项目采集标本； ② 记录采样人和采样时间； ③ 采样时，LIS可以生成并打印不干胶条码，采样人将其贴于标本容器上作为标本标识，也可从标本容器上扫描取得条码（如真空采血管），用于识别标本
3	标本核收	① 核收医生开具的检验申请，主要是检查核对申请单与标本是否匹配； ② 通过患者的姓名、住院（门诊）号、床位号、患者ID、标本容器条码来查找待核收的检验申请； ③ 如果申请的检验项目需要使用多个仪器检验，则需要把申请项目拆分为多个标本进行核收并对标本分别编号； ④ 核收时可以记录标本形态，默认的标本形态为空； ⑤ 核收后，医生可以看到检验申请为正在执行的状态； ⑥ 可以设置显示待核收检验申请的时间范围

序号	模块	功能说明
4	填写检验结果	① 第一次记录的结果为原始结果，以后如有修改，修改的结果为检验结果。 ② 恢复：撤销修改结果，用原始结果代替检验结果。 ③ 自动记录：计算机直接与检验仪器连接，如果在自动记录时，已经有检验结果存在，且标本处于重做状态，将记录为第N次重做原始结果；如果标本不处于重做状态，将记录为检验结果。 ④ 缺项处理：如果仪器传来了某项结果，而检验申请单上没有这个项目，则系统自动记录。 ⑤ 批量调整： • 设置检验标本的时间范围、标本号范围、需要修止的项目（只能设置一个结果为数字型项目），过滤条件查找批量调整的检验标本； • 设置调整公式，批量调整后的结果等于修改结果
5	标本审核	① 批量审核：设置检验标本的时间范围、标本号范围、检验人、检验科室、检验仪器、患者科室等条件，审核符合条件的一批标本。 ② 单个审核：审核当前标本。 ③ 审核时先执行检验项目的异常条件，如果标本中的检验项目结果符合异常条件，系统将给予提示，可以选择中止审核或继续审核。 ④ 已审核的标本不能进行任何修改的操作。 ⑤ 未收费的检验，需要授予相应的权限才能审核
6	费用管理	对已收费的检验申请，可以进行补充收费；对微生物的培养+鉴定+药敏类的检验项目，根据检验进行的步骤，补充完成鉴定和药敏项目的收费等
7	报告打印	可以打印输出已经审核的检验结果，也可在医生或护士工作站查阅报告
8	综合查询	① 设定组合条件，查找对应的检验标本和结果，可设置的组合条件有检验科室、检验仪器、检验日期范围、标本号范围、检验人、审核人、审核时间范围、标本状态、检验项目及结果值或范围、患者姓名、患者科室、住院号、床位号、门诊号、申请人、申请科室、申请时间范围、采样人、采样时间范围、标本类型等。 ② 可保存设置的组合条件，方便下次直接查询
9	综合统计	① 可以设置的统计条件包括申请科室、申请人、检验时间范围、检验科室、检验人、审核人、检验仪器、标本类型、采样人等。 ② 可以按审核人、检验人、申请人、检验仪器、申请科室、检验科室、检验日期、标本类型等方式分组。 ③ 统计的项目包括标本数、项目数和费用

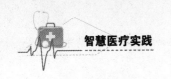
（续表）

序号	模块	功能说明
10	报表	① 学术统计报表； ② 抗生素药敏查询报表； ③ 细菌药敏查询报表
11	质控管理	① 质控品管理：各仪器使用的质控品名称、批号、有效期、检测项目及靶值等数据维护。 ② 质控规则管理：定义质控管理中使用的规则。 ③ 质控数据查询：指定仪器、质控品及检验项目、时间范围，查找对应的质控标本结果并绘图，然后根据选择的质控规则进行质控，判断标本是否处于失控状态，质控标本来源于仪器指定、直接从仪器接收、将无主标本转为质控标本等途径

3.3.3　手术麻醉管理系统

作为临床诊疗的重要组成部分，手术麻醉管理系统为手术室提供了手术申请、申请确认、麻醉会诊、手术安排、术前医嘱、手术医嘱、术后器械清点、术后记账、术后医嘱及手术病历书写等功能，实现对手术麻醉工作的严格管理，主要功能见表 3-17。

表3-17　手术麻醉管理系统的主要功能

子系统或模块名称	功能说明
手术计划接收	① 系统与HIS对接，能自动接收手术申请状态、手术排班信息等，生成或撤销手术通知单； ② 手术通知单查询界面能够自动按照手术科室、是否污染和是否为急症手术进行分类排列手术； ③ 手术通知单查询界面能够在醒目的地方显示确诊或可疑的传染病
手术排班	① 对已接收的手术通知单进行手术台排序； ② 协调安排急症手术； ③ 支持术中患者交换床位； ④ 确定每台手术的手术时间、手术房间、台次； ⑤ 确定每台手术的上台手术医生、麻醉医生、护士信息； ⑥ 打印手术安排报表； ⑦ 显示屏动态显示整个科室的手术安排

（续表）

子系统或模块名称	功能说明
术前管理	① 查阅患者基本信息与检查、检验等信息，如工作单位、联系电话、紧急联系人、病程记录、化验申请、化验报告、检查申请、检查报告、医嘱本等资料； ② 术前检查检验结果； ③ 术前访视功能包括选择麻醉方法、制订麻醉方案、预见术中困难及防范措施； ④ 采集监控患者术前体征情况
诱导室应用功能	① 记录诱导用药； ② 记录诱导期间事件； ③ 记录诱导室体征； ④ 统计诱导用药等
术中应用功能	① 结合麻醉事件或麻醉路径信息管理术中过程； ② 记录麻醉事件，如麻药、体征趋势等； ③ 同步显示麻醉记录单等医疗文书
生命体征自动采集功能	① 自动采集患者的血压、心率、血氧、体温、脉搏等生命体征参数； ② 记录在麻醉手术期间患者所有体征的趋势，并将其统一存储于服务器； ③ 实时显示麻醉记录单； ④ 修正数据； ⑤ 调整采集的频率； ⑥ 自定义监控的参数，即麻醉患者的生命体征参数
急诊局麻手术登记	① 急诊局麻手术的术后登记； ② 局麻手术可被纳入麻醉工作的统计中
术后复苏	① 自动采集记录术后复苏室的体征趋势； ② 记录患者术后复苏期间所有的相关操作和麻醉数据
麻醉医疗文书打印	系统可以打印各种的麻醉、护理医疗文书，如： ① 术前访视记录； ② 麻醉记录； ③ 麻醉后监测治疗室单据； ④ 麻醉镇痛单； ⑤ 麻醉总结单； ⑥ 术后随访单

（续表）

子系统或模块名称	功能说明
数据检索、统计报表模块	① 支持查询常规的各类统计数据，如手术预报、手术日报、手术月报、费用查询、手术查询、患者信息查询等； ② 系统应支持统计相关科研数据，形成的数据格式应符合规范，能为临床路径或以后的数据挖掘积累数据，如实时查看正在进行手术的手术麻醉过程，观察体征信息变化情况；另外，支持系统中所有的表格都可以导出成Excel格式； ③ 支持半程序化的查询，将查询条件保存为检索方案，以供日后查询同类数据沿用
系统安全与维护	① 提供一些操作简单快捷的功能，方便医护人员维护系统； ② 系统的登录、输入、修改、删除等操作应严格按照管理方法执行； ③ 提供权限设置，如按管理员、医生、护士等分配权限

3.3.4 血库管理系统

血库管理系统通过条码技术和无线网络实现对血液采集、检验、出库、用血等环节的条码化和电子化管理。系统可将条码作为患者腕带、标本标签、血袋标签等信息的载体，简化原有的输血流程。血库管理系统的输血流程如图 3-18 所示。

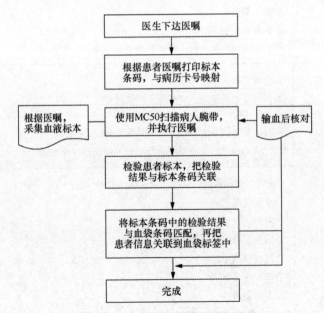

图3-18 血库管理系统的输血流程

3.3.5 医院心电信息系统

医院心电信息系统可以实现以下功能：

① 实现门诊与病房、急诊，总院与分院，体检中心之间的心电生理数据的实时互联互通、信息共享，实现与相关部门的心电平台的信息整合；

② 实现心电设备的数字化管理；

③ 与放射、超声、检验、病理等子系统对接，使医院整体的信息化建设更加完整，同时也可与其他子系统之间实现信息共享；

④ 心电信息系统能最大限度地提高心电科室及相关科室的工作效率和管理效率。

医院心电信息系统应具有登记和预约心电图检查、排队叫号、心电图采集和存储、利用智能化的模板出具中文检查报告、查询患者心电图数据等功能，实现医院心电图检查工作的信息化和规范化。该系统还可以与医院的其他信息系统（HIS、EMR 等）对接，以实现资源共享，具体功能模块及要求见表3-18。

表3-18 医院心电信息系统的功能模块及要求

序号	功能模块	功能要求
1	电子化检查申请	医生通过医生工作站开具检查申请单，检查申请单包括患者信息及检查项目，申请信息设定完毕后将自动保存在系统中
2	预约登记	医生通过HIS接口获得申请单并进行登记和预约，项目预约成功后生成有顺序的条形码，患者按照条形码上的顺序在检查室等待检查
3	排队叫号	系统会自动语音号叫，并在叫号屏上显示就诊信息，叫号屏空闲时可以播放科室指定的影音资料
4	心电检查	患者扫描排队条码依次接受心电图检查，同时系统将心电图数据传输到服务器中
5	检查数据上传	心电图在被上传到服务器之前，医生可以预览上传的心电图，保证传送到服务器的图形清晰；如果干扰大，医生可以删除该数据，重新采集；检查完毕，心电图立即被存储在服务器中等待医生的分析，该项检查的仪器支持静息心电图检查、运动心电图检查、动态心电图检查及动态血压等不同种类的心电生理检查，检查结果以数字形式、统一的数据格式存储，可通过系统实现全院共享

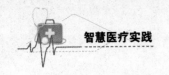

序号	功能模块	功能要求
6	心电数据分析与诊断	医生通过专用的心电测量工具，放大、测量、分析心电图，查看心电轴，分析完成后生成心电图报告，确定报告正确后签字，最后将签字的心电图报告存储到服务器中。该模块还提供导联纠错的功能，适合在导联接错的情况下，通过软件自动纠错，无须重新对患者进行检查
7	报告审核与打印	① 审核后的报告可以通过院内的网络发布，临床医生可以调阅心电图报告，必要时可以打印报告； ② 图形对比功能，即，将同一患者历史心电图进行同屏对比并展示； ③ 系统能够实现从不同的心电图数据中抽取指定导联同屏显示并打印
8	数据上传与归档	① 报告完成经确认后，根据设定的存储规划，被上传到中心的数据库服务器中并归档； ② 数据归档规则可由用户设定，可按检查类型或检查部门分类管理

3.4 医院综合运营管理平台

3.4.1 医院管理系统

3.4.1.1 医疗统计与分析系统

　　医疗统计与分析系统中的所有数据是医院在实际工作中的重要记录，这些基本的数据为医院进一步提高工作质量提供了决策依据，是现代医院信息管理工作中的重要组成部分。医疗统计与分析系统的主要功能如下：

　　① 支持自定义的报表；

　　② 统计门诊患者数据（包括社区服务活动数据）、急诊医疗数据、住院患者数据、医技科室工作量数据；

　　③ 提供门诊、急诊统计报表，如门诊、急诊及观察室日志、月报表、季报表、半年报表和年报表；

　　④ 提供病房日志、月报表、季报表、半年报表和年报表以及床位使用情况、

患者出入院或转院的查询；

⑤ 统计门诊挂号数量；

⑥ 提供患者分类统计报表；

⑦ 提交相关主管部门的报表，如医疗工作月报表、住院患者疾病分类报表、医保统计报表、卫生行政主管部门规定的其他法定报表等；

⑧ 综合统计分析，包括门诊工作情况、病房（病区）工作情况（含病房床位周转情况）、出院患者分病种统计情况、手术与麻醉情况、医生、护士、医技科室工作量统计情况、医院的工作指标、医院的社会效益和经济效益统计等。

3.4.1.2 综合查询与统计分析系统

管理的重心是经营，经营的重心是决策。科学合理的决策是医院经营管理的基础和核心。综合查询与统计分析系统充分利用 HIS 及成本绩效核算系统提供的相关数据，为医院管理者提供一系列用于经营决策分析的相关分析报表。

3.4.1.3 决策支持系统

决策支持系统的作用主要体现在"支持"上，系统按照决策需求汇聚、加工业务数据，以图表的形式将结果展示在医院决策者面前，使决策者能一目了然地看到他们所关心的业务数据或统计数据。决策支持系统可以提高数据的可信度，让决策者更加轻松、准确地把握医院的经营状况，从而做出正确的决策。该系统的主要功能包括以下几点：

① 从整个医院信息系统中加工整理出服务于医院管理的分析信息，为医院的重大决策和未来计划的制订提供可靠依据；

② 提供任意范围的横向、纵向比较，随时建立新的信息统计分析报表，以便更准确和多角度地给决策者提供决策依据；

③ 提供医院各科室的人力资源、床位资源、床位利用等情况；

④ 提供医院门诊应诊、检查、检验等工作安排的情况；

⑤ 提供医院挂号、床位、药品、检查、检验、治疗、手术、麻醉、护理、膳食、材料、其他项目的收费价格等内容；

⑥ 提供医院各个护理单元的床位构成和使用情况；

⑦ 提供门诊各科室的应诊情况、留院观察情况、门诊手术的月度汇总信息；

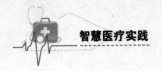

⑧ 可查询门诊各科室应诊人次的月度汇总数据；

⑨ 可查询门诊各科室留院观察人数、门诊手术例数的月度汇总信息；

⑩ 对各科室一年的应诊波动情况进行对比分析；

⑪ 对各类门诊一年的应诊波动情况进行对比分析；

⑫ 可查询住院患者增减变动的统计数据；

⑬ 可查询一年内各月各部门的增加人数、减少人数、在院人数的波动情况；

⑭ 可查询药品的库存、消耗、收入以及应付购药款信息；

⑮ 可查询医院现有药品的库存分布情况，以及一段时间内的药品出入库变动情况；

⑯ 可查询本月或任意期间内各种药品的使用情况及医生的用药情况；

⑰ 可分析医生诊疗措施的合理性及病历书写的质量；

⑱ 可查询本月各类药品的出入库及分类汇总信息；

⑲ 可查询各类药品的收入、差价、成本信息；

⑳ 可查询对各个供药单位的应付购药款的增减变动信息；

㉑ 可分析医院各科患者的平均住院日；

㉒ 可查询医疗收入、医疗预收款、医疗应收款等经济信息；

㉓ 可查询一段时间内全院医疗收入的概要信息；

㉔ 可查询一段时间内医院各科室、各种费用的收入情况，并进行横向的比较分析；

㉕ 可查询医院一年内各科医疗收入的变动情况，并进行纵向的比较分析；

㉖ 可查询医院一段时间内各部门各类收入的情况，并进行横向的比较分析；

㉗ 可查询医院一年内各部门医疗收入的变动情况，并进行纵向的比较分析；

㉘ 可查询分析医院一年内医疗预收款的波动变化情况；

㉙ 可查询并分析医院一年内医疗应收款的波动变化情况；

㉚ 可列举医院一段时间内的出院患者欠费情况。

3.4.1.4 临床教学管理系统

临床教学管理系统旨在减轻教学管理人员的工作负担，提高工作效率，促进医院教学管理的信息化、标准化和自动化。该系统应具有较强的网络处理、查询、统计及分析等功能。该系统可存储大量的数据且操作界面友好、系统安全性良好，并可定进行期维护与升级。

（1）教学科研课题、论文、成果以及教学奖惩模块

该模块具体可再细分为：教学科研课题模块（按年度、资助级别及单位、经费额度、时间跨度、承担课题教研室、专业、主要负责人、课题项目名称等分类）、教学论文模块（按论文题目、作者、所属教研室、发表刊物、发表时间期号页码、获奖情况等分类）、教学科研成果模块（按年度、获奖级别、成果名称、所属教研室、负责人等分类）、指导学生课外科技活动模块（按年度、教研室、指导老师、课题题目、获奖情况及等级分类）、教学奖励情况模块（按获奖名称、等级、授奖单位、获奖年度、所属教研室、获奖人分类）。

（2）综合查询、维护及升级模块

该模块具体包括：信息发布模块、下载专区模块、教研室财产、教具和设备登记模块以及教研室图书目录模块等。

3.4.1.5 临床科研管理系统

临床科研管理系统是医院管理系统的一个重要组成部分。随着医疗卫生保健体制改革、医疗保险等一系列的变革，各层级别医院都面临着激烈的竞争。在这种情况下，提高竞争力、加大人才培养的力度、推进技术创新、提高整体水平，已成为医院发展的主要方向。临床科研管理系统的开发目的就是为了提高科研、教学的现代化管理水平，提高对文档的处理效率。

3.4.2 医院运营分析控制平台

3.4.2.1 全面预算管理系统

全面预算管理系统是一种整合性管理系统，具有全面控制的能力。全面预算管理系统中设置了预算编制审核、预算执行管理及预算分析3个功能，同时还考虑了特殊情况，即经过审批可对原预算进行必要的调整和修正。预算编制按照"自上而下"或"自下而上"的编制方式进行，基于科室和部门业务工作需要做预算编制,保障数值准确。预算对象最终将落实到每个职能科室和管理科室，实现全院所有科室的预算管理。全面预算管理系统的总体架构如图3-19所示。

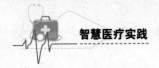

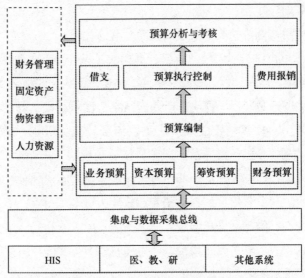

图3-19　全面预算管理系统的总体架构

全面预算管理系统主要由 3 个子系统组成，各子系统又包含了各自的功能模块，具体功能描述如下。

（1）预算编制子系统

预算编制子系统按其涉及的领域分为业务预算、资本预算、筹资预算和财务预算 4 个模块，预算编制也是按照 4 个预算的先后顺序进行的。其中，业务预算包括物资购销预算、直接材料预算、直接人工预算、医疗成本预算、管理费用预算等；资本预算主要指科研项目预算及长期投资预算；筹资预算是医院在预算期内需要新借入的长短期借款以及对原有借款还本付息的预算；财务预算包括现金预算、预计利润表、预计资产负债表和预计现金流量表。预算的编制体现在医院资源规划（Hospital Resource Planning，HRP）系统上。

（2）预算执行控制子系统

预算执行控制子系统的功能主要是对 HRP 的各业务子系统采用一定的控制方法，控制预先设定的预算项目，并提供相应的预算控制报告。一般来说，预算控制子系统包括立项申请、承诺推荐和支付申请 3 个环节。

（3）预算分析与考核子系统

预算分析与考核子系统主要包括预算对比与分析、责任中心考核与管理以及综合查询 3 个模块。

预算对比与分析模块根据预先编制的各类预算报表与预算期间实际发生的各种业务数据，根据不同情况采用比率分析、比较分析、因素分析、平衡分析等方法，从定量和定性两个层面充分反映预算责任中心的现状、发展趋势及其存在的潜力。

责任中心考核与管理模块主要是在指标分解与考核的基础上，对各责任中心进行综合考核与管理。考核指标包括财务指标和非财务指标两个方面，目的是考核各责任中心预算的完成情况、各责任中心的利润分配情况以及对各责任中心的奖励和处罚。

综合查询模块提供既可基于明细，也可基于各种类别的各级分类汇总的查询，同时还能提供穿透式查询功能，即可以根据报表反映出来的结果追溯业务发生的最原始单据，使管理者可以获取各种实时信息，做出合理的决策。

3.4.2.2 财务管理系统

财务部门在医院扮演着举足轻重的角色，其日常业务主要是处理凭证，包括录入凭证、复核凭证、出纳凭证等。财务管理系统的功能架构如图 3-20 所示。

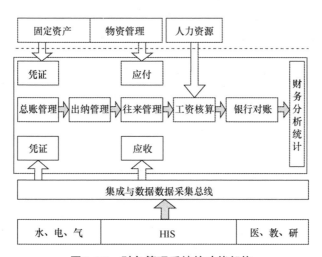

图3-20 财务管理系统的功能架构

财务管理系统主要包括以下功能：

① 动态掌握收费人员手中暂存现金的情况，保证医院资金的安全；

② 防止和杜绝医院资金及发票的少、漏、缺等现象，严格记录票据的使用明细，采用机器流水号和发票号双号管理；

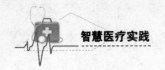

③ 全程记录、监控各操作人员对发票的领用、使用、上缴等过程；

④ 查询统计医院某期间的各种收入情况；

⑤ 具有审核、查对票据、各种报表等功能；

⑥ 具有票据自动核销汇总功能，精确到每张发票的使用情况；

⑦ 根据财务要求能查询门诊科室及门诊医生一个月、季、年的工作量情况；

⑧ 能查询任意时间段全院门诊的收入情况；

⑨ 提供医保核拨表；

⑩ 可查询药品纯利润报表、门诊部的各种报表；

⑪ 提供自定义财务报表。

3.4.2.3 物资管理系统

物资管理系统提供物资采购、验收、出入库、库房盘点、价格调整等作业管理功能，并针对医院物资的多种类别，系统性地分类管理普通物资与高耗值物资，对不同库房的出入库流程、库存、统计报表进行分别核算与统计，其功能架构如图 3-21 所示。

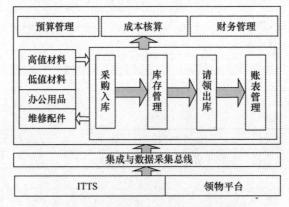

图3-21　物资管理系统的功能架构

物资管理系统主要包括以下功能：

① 协助物资人员管理非固定资产、科室消耗品、办公用品、被服等物品，主要以库存管理的形式进行管理，提供科室成本核算和管理决策所需的基础数据；

② 接受物品领用申请，如果系统查询到库存不足，可自动生成采购申请单，

同时可打印领货单（包括领货科室、领货人、发放人、物品信息、数量）；

③ 根据采购申请单，生成订货计划和订货合同；

④ 采购物品经验收合格后，将验收信息（包括类型、品名、规格、包装单位、数量、价格、品质、生产厂商、批号、供货商、采购员、验收员、入库人、发票号、付款方式、有效期、备注等）输入系统，作入库登记；

⑤ 科室由于某种原因退货，由验收员验收后，做入库登记和退货登记，系统自动削减科室成本；

⑥ 报损或报残处理时，系统自动削减库存量，修改残损记录；

⑦ 库存控制功能，即设置库存的上下限，超过上限即为积压，不应再采购；低于下限即为短缺，自动转入采购流程；

⑧ 有效期报警功能，即可以输入一个确定时间，将在此之前失效或即将失效的物资列成清单，方便管理；

⑨ 库存管理报损、报溢、盘赢、盘亏的处理功能；

⑩ 库存的分类汇总、科室领用汇总、出入库情况汇总、采购结算统计、物资管理的月报和年报报表的打印功能；

⑪ 按会计要求生成各类账目；

⑫ 付款管理；

⑬ 维护供货商信息；

⑭ 用户登记时，设置用户权限，各科室可以查阅本科室物资的领用情况；

⑮ 提供维护卫生材料字典库的功能（如品种、价格、单位、计量、特殊标志等），自动判断识别，统一规范名称；

⑯ 物品基本属性（包括有物品名称、拼音码、规格、批号、效期、价格、生产厂商、供货商、包装单位、发货单位等）维护功能；

⑰ 支持物品的分类管理功能；

⑱ 提供物品、试剂的有效期管理功能，可自动报警和统计过期物品的品种数量和金额，并提供库存量告警功能；

⑲ 根据实际需要的销售情况，自动生成采购计划及采购单功能，具有物品入库、出库、调价、调拨、盘点、报损、丢失、退货等功能，提供特殊物品入库、出库管理功能（如赠送等）；

⑳ 可追踪每项物品的去向，可随时查验任一品种的库存变化及入库、出库、

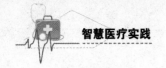

库存信息；

㉑ 自动接收各科室和物品的领用申请，统计核算各科室物品的消耗情况和库存情况；

㉒ 支持下设二级库的功能，提供物品库存的日结、月结、年结功能，并能校对账目及库存的平衡关系，可随时生成物品管理台账，包括物品的入库明细、出库明细、盘点明细、调价明细、调拨明细、报损明细、退库明细以及上面各项的汇总数据，提供卫材会计账目、卫材库管账目，具有与财务系统的接口，实现数据共享；

㉓ 按会计制度规定，提供自动报账和手工报账核算的功能；

㉔ 统计分析报表应实现对月度、季度、年度进行准确可靠的统计，为"定额管理、加速周转、保证供应"提供依据；

㉕ 根据不同的需求，可生成多种格式的报表和统计图。

3.4.2.4　固定资产管理系统

固定资产包括医疗设备、IT 设备、占用房屋、永久性办公家具等。固定资产管理系统包括从采购入库直到报废处理的全过程管理，其功能架构如图 3-22 所示。

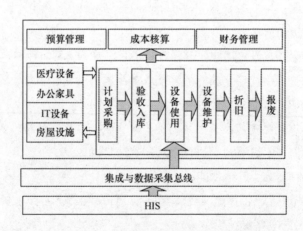

图3-22　固定资产管理系统的功能架构

固定资产管理系统主要包括以下功能：

① 维护设备管理字典，如统一各类设备的编号，编号为唯一；

② 购增、查询和修改主设备，如录入基本信息（包括型号、品牌、价格、数量、

供应商、经费来源、入库方式、折旧年限等）并编号；

③ 自动生成会计账，一台机器一台账；

④ 购增、拆分、合并、查询和修改附件，如录入附件的相关信息；

⑤ 录入、查询分期付款信息；

⑥ 调配和退库管理，包括院内调配和退库物资，科室领用物资、科室间调配物资、设备退回库房，向院外调拨仪器设备；

⑦ 报损、维修设备；

⑧ 设备计量，如每隔一定周期，对特定设备进行功能检测、精度检测、安全性检测等的记录；

⑨ 明细账登录，包括采购流水明细账，固定资产明细账，每种设备的耗存明细记录；

⑩ 设备折旧核算统计、固定资产统计明细报表、科室占用设备分类统计；

⑪ 维护供货商信息；

⑫ 初始化系统，进行用户登记、设置用户权限，各科室可以查阅本科室的物资领用情况；

⑬ 提供围绕医疗设备的质量保证与质量控制、质量检测（验收检测、状态检测、稳定性检测、计量检测）、日常巡检与日常维修等内容，详细记录质量控制下的检查数据。

3.4.2.5 人力资源管理系统

人力资源管理系统的功能架构如图3-23所示。

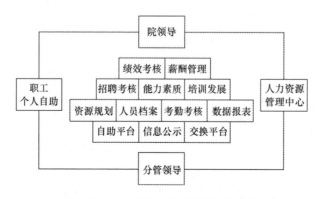

图3-23 人力资源管理系统的功能架构

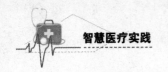

医院建立统一的人力资源管理系统，实现对人力资源的统一管理，并以人员为主线，完成对各个职能科室的规范化管理。该系统主要包括以下功能：

① 统一人力资源管理系统，即根据"协同、共享"的思想梳理医院人员管理的业务流程，为全院职工建立唯一 ID，并以此为基础建立全院统一、动态可扩展、完整的人力资源档案系统，实现查询员工全过程、全范围的动态信息管理；

② 帮助医院理清各职能科室对于人员管理的职责和范围，通过系统严格管理人员档案信息权限控制系统，实现实时共享人员信息，维护人员的分工和人员的信息；

③ 有效地解决人员信息管理"孤岛"问题，实现与 HIS、EMR、LIS、PACS等其他系统的人员信息同步更新，从源头上解决因人员信息不统一、没有及时更新等引发的信息安全、医疗隐患等问题；

④ 建立全院各个科室的网上排班和考勤系统，方便医院领导和职能科室及时掌握全院所有职工的工作安排和到岗状态；

⑤ 根据医院组织架构和职责分工分配对应的授权，方便开展各类事务的电子审批流程；

⑥ 统一人员档案、员工薪酬福利、科室排班和考勤，同步更新人员信息。

3.4.2.6　全成本核算系统

全成本核算系统的功能架构如图 3-24 所示。

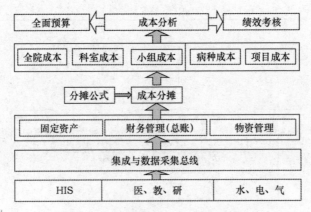

图3-24　全成本核算系统的功能架构

真正意义上的基于全成本核算的管理模式是通过多种方式采集 HIS、财务管理系统，以及其他相关系统的成本数据，归集各中心与所属科室的直接成本，将行政管理、辅助服务、医技、药剂科室的成本按照合理分摊标准（如人数、面积、床位数、内部服务量等）逐级分摊到各个临床科室，完成全成本核算，真实、全面地反映各中心与所属科室的成本状况。

3.4.2.7 综合绩效考评系统

综合绩效考评系统的功能架构如图 3-25 所示。

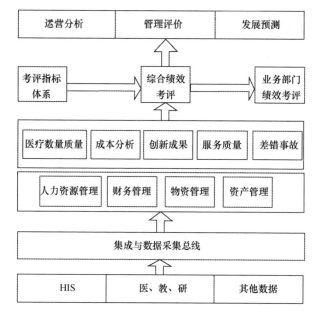

图3-25 综合绩效考评系统的功能架构

综合绩效考评系统主要包括考评指标体系、业务部门绩效考评、成本分析、财务管理、运营分析等功能。绩效核算支持全收全支和比例分成的核算方法，保证了核算的全面性。综合绩效考评系统通过分析医院收入、成本、结余，以及资产、成本、人力等各类经济指标，全面反映医院的经济运营状况，从医院经营决策的层面分析医院资源配置、经济状况、运营能力和赢利能力，并为医院经营决策和绩效考核提供重要的依据。

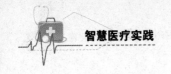
3.5 其他系统

3.5.1 体检信息管理系统

体检信息管理系统是专为医院体检工作而开发的信息管理系统，通过与医院的其他系统对接，实现计算机监控与管理体检的过程，并为体检单位和个人建立完整的健康档案。

3.5.1.1 体检业务流程

体检业务流程如图 3-26 所示。

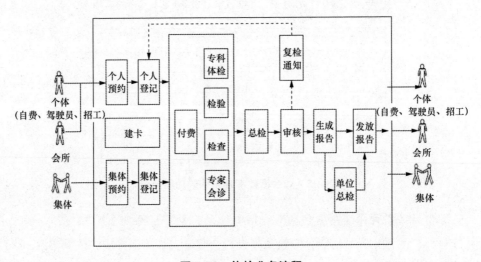

图3-26　体检业务流程

3.5.1.2 体检信息管理系统的功能模块及要求

体检信息管理系统的功能模块及要求见表 3-19。

表3-19 体检信息管理系统的功能模块及要求

序号	功能模块	功能要求
1	个人登记	登记个人体检信息，分配体检套餐
2	单位登记	分为单位管理、单位套餐、单位登记三步：单位管理用于建立单位信息，录入单位人员的基本资料；单位套餐用于建立该单位要做的体检项目；单位登记用于为该单位下的人员分配套餐项目
3	预结算	分为个人预结算和单位预结算两类：个人预结算可以为个人收费及打印清单；单位预结算可以为单位收费及打印清单（包括收费单、明细单、个人详单、单位总详单）
4	开单	分为打印开单和接口开单：打印开单可以打印检验、B超、放射、心电图等条码及检查申请单；接口开单可以通过化验、B超、放射、心电图等接口把相应的体检项目与检验系统、PACS对接
5	科室检查	刷体检卡或刷条码后，屏幕会显示个人信息及要做的体检项目，科室医生全部检查完毕后提交结束申请
6	总检	体检人员检查完毕后由总检人员做总检，书写诊断总结，提出建议
7	发放报告	可以发放、打印总检已结束且审核过的报告，能够套印报告，并将报告导出成PDF或RMF格式等
8	查询统计	可以进行各项数据的查询和统计
9	用户管理	可以管理用户及控制用户权限
10	基础设置	可以设置公用代码、接口类别、体检类别、体检科室、体检介绍人、床位信息、体检项目、体检项目模板、组合项目、检查单、体检诊断、年龄段维护、体检套餐、健康处方类别、健康处方指导、自动诊断、总检结果的正常指标区间

3.5.2 手术示范教学系统

手术示范教学（以下简称手术示教）系统是整个医疗、护理、科研、教学过程的重要组成部分。手术示教系统充分地运用了计算机技术与先进的视觉成像技术、流媒体编码技术等现代化手段，既可以进行教学示范和远程会诊，同时还能对临床手术进行指导。手术示教系统提高了医疗护理的质量和科研水平，加强和完善了整个医院的质量管理体系。

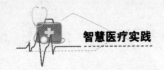

手术示教系统在临床教学医院中是必须配置的系统。原则上，每一个手术室都需配备手术示教系统，该系统主要用于教学和科研活动。

手术示教系统的组成如图 3-27 所示。

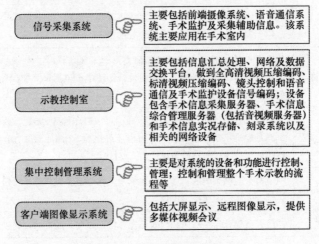

图3-27　手术示教系统的组成

第4章

基于居民健康档案的
区域卫生信息平台建设

目前，越来越多的国家已经认识到开展国家级和地方级的区域卫生信息共享的核心内容是建立居民健康档案。

居民健康档案区域卫生信息平台是以个人健康档案为核心，以生命周期为主线，汇总档案中个人在生命周期的健康问题及所采取的干预活动，以多渠道全动态采集并集中存储，形成一个完整的、动态的个人终生健康档案。该平台通过对个人健康档案的统一管理、全面共享、数据挖掘，向个人、医疗机构、政府机构等不同服务对象提供各类服务信息。

该平台的建设有助于提高医疗服务的效率，提升医疗服务的质量，提高医疗服务的可及性，降低医疗成本以及降低医疗风险，这也是未来卫生信息化建设的发展方向。

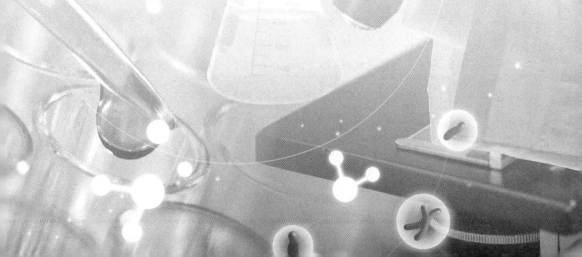

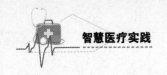

4.1　区域卫生信息平台建设的目标与分类

4.1.1　区域卫生信息平台的建设目标

区域卫生信息平台的建设目标有以下 5 个方面：

① 建立区域卫生信息数据中心；

② 建立全民健康档案系统；

③ 实现区域内医疗机构信息的互联互通；

④ 实现区域一卡通、双向转诊、一单通等区域协同医疗服务；

⑤ 实现医疗、医保、新农合系统"三位一体"的运营平台。

4.1.2　区域卫生信息平台的分类

区域卫生信息化主要可分为以下 5 类：

① 基于居民健康档案的区域卫生信息化；

② 基于医疗卫生质量管理的区域卫生信息化；

③ 基于政府监督管理的区域卫生信息化；

④ 基于业务协同的区域卫生信息化；

⑤ 包含上述内容的综合区域卫生信息化。

按照覆盖区域的大小，区域卫生信息化建设大致可分为以下 5 级：

① 国际区域卫生信息化建设；

② 国家区域卫生信息化建设；

③ 省级区域卫生信息化建设；

④ 区市级区域卫生信息化建设；

⑤ 县级、街道（乡镇）区域卫生信息化建设。

按照《基于健康档案的区域卫生信息平台建设指南（试行）》，我国的区域卫生信息化以国家、省和区市三级区域卫生信息化平台为主要建设内容。

4.2 区域卫生信息平台的信息架构

4.2.1 信息架构概述

区域卫生信息平台的核心是在构建信息架构时，必须充分考虑区域中各种卫生及相关业务活动的业务要求。

信息架构的组成包括数据存储模式、数据模型与数据管理3个部分。信息架构涉及的内容如图4-1所示。

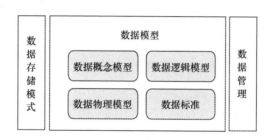

图4-1 信息架构涉及的内容

4.2.1.1 数据模型

数据模型是区域卫生信息平台的信息架构规划中最重要的内容，数据模型分为数据概念模型、数据逻辑模型、数据物理模型和数据标准，详见表4-1。

表4-1 数据模型的分类

序号	分类	说明
1	数据概念模型	是对卫生领域各种数据的最高层抽象模型，用来描述卫生信息的概念化结构、数据范围以及数据之间的联系等，与具体业务域和技术的实现方法无关。数据概念模型的特点是高于个别业务需求之上并满足全局的共性需求

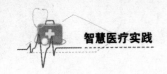
序号	分类	说明
2	数据逻辑模型	是用户对某一业务域内数据的抽象描述，从具体的一个业务域提出对数据内容和逻辑关系的理解，与信息技术的实现方式无关
3	数据物理模型	是描述数据具体存储实现的方式，例如，使用何种数据库系统或使用哪些存储介质储存数据
4	数据标准	可参考国际和国内的相关标准

4.2.1.2 数据存储模式

数据存储模式有集中式、分布式和联邦式 3 种。集中式是指建设一个统一的数据中心，把一个区域内需要共享的数据集中并全部存储在数据中心。分布式是指一个区域内没有统一的数据存储中心，数据分散在不同的机构和位置。例如，某个患者需要访问上个月做的 X 光检查资料，区域卫生信息平台会将该患者的访问需求转移到上个月就诊医院的系统，将存储在该医院的数据提供给患者使用。联邦式是指以集中与分布相结合的数据存储模式，将用户经常访问的数据集中在数据中心，其余数据分散在不同的位置或机构。

4.2.1.3 数据管理

数据管理主要是指区域卫生管理部门制定贯穿健康档案数据生命周期的各项管理制度，包括数据模型与数据标准管理、数据存储管理、数据质量管理、数据安全管理等制度。

基于健康档案的区域卫生信息平台的数据管理制度应在平台的建设过程中逐步完善。

4.2.2 居民健康档案的信息内容

4.2.2.1 居民健康档案的系统架构

居民健康档案的系统架构是以人的健康为中心，以生命阶段、健康和疾病问题、卫生服务活动（或干预措施）作为 3 个纬度构建的一个逻辑架构，可全面、有效、多视角地描述健康档案的组成结构以及复杂信息间的内在联系。该系统通过一定的时序性、层次性和逻辑性，将人一生的身体状况和疾病问题、有针对性的卫生服务活动（或干预措施）以及所记录的相关信息有机地关联，并对所记录的海量信息进行科学分类和抽象描述，使之系统化、条理化和结构化。

居民健康档案的三维系统架构如图4-2所示。

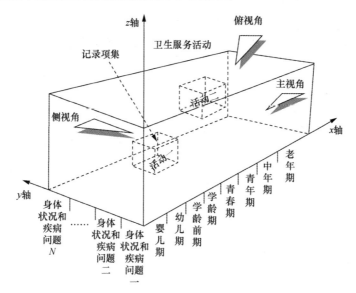

图4-2 居民健康档案的三维系统架构

（1）第一维（x轴）：生命阶段

居民健康档案按照不同生理年龄可将人的整个生命进程划分为连续的若干生命阶段，如婴儿期（1岁之前）、幼儿期（1～3岁）、学龄前期（4～6岁）、学龄期（7～12岁）、青春期（13～20岁）、青年期（21～45岁）、中年期（46～60岁）、老年期（60岁以上）8个生命阶段。居民健康档案也可以根据基层的实际工作需要，将人群分为儿童、青少年、中年人和老年人。

（2）第二维（y轴）：身体状况和疾病问题

每一个人在不同生命阶段所面临的身体状况和疾病问题不尽相同。不同生命阶段的身体状况和疾病问题，是客观反映居民卫生服务需求、进行健康管理的重要环节。

（3）第三维（z轴）：卫生服务活动（或干预措施）

医疗卫生机构针对特定的健康和疾病问题，开展了一系列预防、医疗、保健、

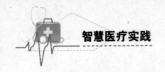

康复、健康教育等卫生服务活动（或干预措施），这些活动反映了居民对健康需求的满足程度和卫生服务的使用情况。

居民健康档案的三维系统架构可以清晰地反映人在不同生命阶段、主要疾病和健康问题、主要卫生服务活动之间的相互联系。同时，坐标轴上的三维坐标连线交叉所圈定的空间位置（域），表示了人在特定生命时期、因特定健康问题而发生的特定卫生服务活动所需记录的特定记录项集。三维空间中的任意一个空间位置都对应着某个特定的健康记录，从而构成了一个完整的、立体的健康记录，这些健康记录全面地反映了个人健康档案内容的全貌。

居民健康档案的三维系统架构为健康档案内容的规划与设计提供了一个科学、合理、灵活的指导框架。由于人的健康状况及健康危险因素在很大程度上受到社会、经济和环境因素条件的影响，因此在不同的社会经济发展阶段、不同的地区和环境条件下，相关医疗部门所需重点关注的主要健康问题以及所需记录的主要健康信息必然存在差异。在规划和设计健康档案时，应因地制宜，在三维系统架构的指导下，根据不同环境条件和关注的重点选取适合本地需求的主要健康问题和记录项集，并可根据实际情况进行灵活的调整（更新、缩减或扩展），使有限的卫生资源得到合理的分配和充分利用。

与特定健康问题和卫生服务活动相对应的记录项集的内容，即内部记录项也不是一成不变的。健康问题及卫生服务活动的深度和广度也处在不断调整、完善的过程中，健康记录的内容可以随着居民健康管理需求或干预措施的变化与改善而适时调整。

由此可见，用于描述健康记录的数据模型必须具备良好的可扩展性，在满足所记录的健康内容不断变化的同时，能够保持数据模型的稳定性。

4.2.2.2　健康档案的基本内容

根据健康档案的基本概念和系统架构，健康档案的基本内容主要由个人基本信息和主要卫生服务记录两部分组成。

（1）个人基本信息

个人基本信息包括人口学和社会经济学等基础信息以及基本健康信息。其中一些基本信息反映了个人的固有特征，贯穿于一个人的生命过程，内容相对稳定、客观性强，具体见表4-2。

表4-2 个人基本信息的内容

序号	类别	信息内容
1	人口学信息	包括姓名、性别、出生日期、出生地、国籍、民族、身份证件、文化程度、婚姻状况等
2	社会经济学信息	包括户籍性质、联系地址、联系方式、职业类别、工作单位
3	亲属信息	包括子女、父母等信息
4	社会保障信息	包括医疗保险类别、医疗保险号码、残疾证号码等
5	基本健康信息	包括血型、过敏史、预防接种史、既往疾病史、家族遗传病史、残疾情况、亲属健康情况等
6	建档信息	包括建档日期、档案管理机构等

（2）主要卫生服务记录

健康档案与卫生服务活动的记录内容密切关联。主要卫生服务记录的是从居民个人一生中所发生的重要卫生事件的详细记录中动态抽取的重要信息。按照业务领域划分，与健康档案相关的主要卫生服务记录见表4-3。

表4-3 与健康档案相关的主要卫生服务记录

序号	类别	信息内容
1	儿童保健	包括出生医学证明信息、新生儿疾病筛查信息、儿童健康体检信息、体弱儿童管理信息等
2	妇女保健	包括婚前保健服务信息、妇女病普查信息、计划生育技术服务信息、孕产期保健服务与高危管理信息、产前筛查与诊断信息、出生缺陷监测信息等
3	疾病预防	包括预防接种信息、传染病报告信息、结核病防治信息、艾滋病防治信息、寄生虫病信息、职业病信息、伤害中毒信息、行为危险因素监测信息、死亡医学证明信息等
4	疾病管理	包括高血压、糖尿病、肿瘤、重症精神疾病等病例管理信息，老年人健康管理信息等
5	医疗服务	包括门诊诊疗信息、住院诊疗信息、住院病案首页信息、成人健康体检信息等

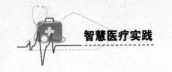

4.2.2.3 健康档案的信息来源

健康档案信息量大、来源广且具有时效性。收集健康档案信息应融入医疗卫生机构的日常服务工作中，做到随时产生、主动推送，一方采集、多方共享，实现日常卫生服务记录与健康档案之间的动态数据交换和共享利用，避免成为"死档"，并减轻基层卫生人员的工作负担。

由于人的主要健康和疾病问题一般是在接受相关卫生服务（如预防、保健、医疗、康复等）过程中被发现和被记录的，所以，健康档案的信息内容主要来源于各类卫生服务记录。各类卫生服务记录来源有3个方面：一是卫生服务过程中的各种服务记录，二是定期或不定期的健康体检记录，三是专题健康或疾病调查记录。

卫生服务记录的主要载体是卫生服务记录表单。卫生服务记录表单是卫生管理部门依据国家法律法规、卫生制度和技术规范的要求，用于记录服务对象的有关基本信息、健康信息以及卫生服务操作过程与结果信息的医学技术文档，具有医学效力和法律效力。

与健康档案内容相关的卫生服务记录表单主要包含表4-4中的几部分。

表4-4 卫生服务记录表单内容

序号	类别	记录表单名称
1	基本信息	个人基本信息：个人基本情况登记表
2	儿童保健	①出生医学登记：《出生医学证明》 ②新生儿疾病筛查：新生儿疾病筛查记录表 ③儿童健康体检：0～6岁儿童健康体检记录表 ④体弱儿童管理：体弱儿童管理记录表
3	妇女保健	①婚前保健服务：婚前医学检查表、婚前医学检查证明 ②妇女病普查：妇女健康检查表 ③计划生育技术服务：计划生育技术服务记录表 ④孕产期保健与高危管理：产前检查记录表、分娩记录表、产后访视记录表、产后42天检查记录表、孕产妇高危管理记录表 ⑤产前筛查与诊断：产前筛查与诊断记录表 ⑥出生缺陷监测：出生缺陷儿登记卡

（续表）

序号	类别	记录表单名称
4	疾病控制	① 预防接种疫苗记录：个人预防接种疫苗记录表 ② 传染病记录：传染病报告卡 ③ 结核病防治：结核患者登记管理记录表 ④ 艾滋病防治：艾滋病防治记录表 ⑤ 血吸虫病管理：血吸虫病患者管理记录表 ⑥ 慢性丝虫病管理：慢性丝虫病患者随访记录表 ⑦ 职业病记录：职业病报告卡、尘肺病报告卡、职业性放射性疾病报告卡 ⑧ 职业性健康监护：职业健康检查表 ⑨ 伤害监测记录：伤害监测报告卡 ⑩ 中毒记录：农药中毒报告卡 ⑪ 行为危险因素记录：行为危险因素监测记录表 ⑫ 死亡医学登记：居民死亡医学证明书
5	疾病管理	① 高血压病例管理：高血压患者随访表 ② 糖尿病病例管理：糖尿病患者随访表 ③ 肿瘤病例管理：肿瘤报告患者随访表 ④ 精神分裂症病例管理：精神分裂症患者年检表、随访表 ⑤ 老年人健康管理：老年人健康管理随访表等
6	医疗服务	① 门诊诊疗记录：门诊病历 ② 住院诊疗记录：住院病历 ③ 住院病案记录：住院病案首页 ④ 成人健康体检：成人健康检查表

4.3 区域卫生信息平台的系统架构

4.3.1 平台系统概述

4.3.1.1 区域卫生信息平台系统的功能

（1）基础功能

基于健康档案的区域卫生信息平台的使用对象主要是医疗卫生人员，最终的

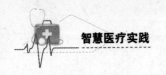

服务对象是居民和患者。医疗卫生人员为了更好地为居民和患者提供可靠的、可及的、连续的医疗卫生服务，需要依赖平台提供更多的数据信息。在平台提供的这些服务中，有些是基础和关键的服务，如个人的身份识别、健康档案索引服务、以个人为单位的存储服务、数据交换服务以及数据调阅服务，基础服务的项目见表4-5。

表4-5 基础服务的项目

序号	服务类别		说明
1	个人身份识别服务	人群分类情况	参保人群：参与基本医疗保障的本地居民，目前主要是城镇职工基本医疗保险的参保人、城镇居民基本医疗保险的参保人、新型农村合作医疗的参保人。 非参保人群：外地就医的人员
		电子凭证分类情况	电子凭证是指能识别个人身份的电子依据，主要为智能卡，卡的种类主要有医疗保障就医凭证、医院自费就医凭证、市民卡或者其他电子凭证
2	健康档案索引服务		健康档案是全面掌握区域卫生信息平台所有人的健康信息，包括居民何时、何地、接受过何种医疗服务，并产生的就诊文档。健康档案索引服务中主要记录两大类的信息。 ① 健康事件信息：时间、地点、健康事件名称等。 ② 文档目录信息：临床文档、预防保健文档等
3	以个人为单位的存储服务		① 个人注册信息主要是指个人身份信息，是可供系统唯一标识的个体身份，以便将相关业务数据与所记录的对象建立对应的关系。 ② 临床就诊信息主要包括就诊患者的基本信息、实验室的检验报告、医学影像图像的检查报告、医学影像的图像文件、住院的相关病历、就诊患者的就诊日志信息等。 ③ 公共卫生信息是指与居民相关的疾病预防控制、精神卫生、妇幼保健等业务数据。 ④ 时序档案信息是指对与患者相关信息（包括临床就诊数据、疾病控制与管理数据等）建立的索引信息，此外还根据业务流程或预定义的规范对业务信息进行相关处理
4	数据交换服务		数据交换服务可提供如下功能：适配器管理功能、数据封装功能、数据传输功能、数据转换功能、数据路由功能、数据推送功能、数据订阅发布功能和传输监控功能等
5	数据调阅服务		平台应为医疗卫生人员提供相应的数据利用方式。数据利用的方式包括数据调阅、业务协同、辅助决策等。其中，业务协同和辅助决策可以被看成在平台加载的应用系统。数据调阅服务是为医疗卫生人员提供的一种基于Web方式安全访问健康档案的功能

（2）互联互通功能

目前，医疗卫生机构中存在能大量处理业务的信息系统，如医院内的 HIS、CIS、LIS、RIS、PACS 等系统，社区服务中心内的 HIS、LIS、CHIS（Community Hospital Information System，社区卫生信息系统）等系统，公共卫生各业务条线的疾控、妇幼等系统，这些业务系统被统称为基本业务信息系统。在现有条件下，医疗卫生部门要解决医疗机构内部信息系统应用之间的互联互通问题，目前有两种实现方式：一种是为所有医疗卫生机构新建业务系统，另一种是建设区域卫生信息平台与医疗机构内部信息系统的应用交互。平台与医疗机构内部信息系统应用的交互能力就是所谓的互联互通性。

总而言之，互联互通性是系统与系统之间进行协作的技术规范，它包含两个层面的含义：第一个层面是指系统与系统之间能够进行数据交换，即消息层互联；第二个层面是指系统能够认识并准确理解被交换数据的含义，并且按照预期操作进行，即语义层互通。

互联互通规范主要包含两大类内容：一类为描述医疗机构内部信息系统应用与区域卫生信息平台之间的交互接口，称为健康档案互联互通规范；另一类为描述区域卫生信息平台内部各构件之间的协作行为，称为平台互联互通规范。

4.3.1.2　区域卫生信息系统的数据来源模式

（1）"孤岛"数据

"孤岛"数据是指那些不能相互共享利用、孤立的、分散的业务数据。我国医疗卫生系统中典型的"孤岛"数据有图 4-3 所示的 6 种类型。

（2）烟囱数据

烟囱数据是指以各业务条线为主的业务数据。疾病预防控制业务系统、妇幼保健业务系统中的数据是典型的烟囱数据。目前，我国广大区域内的疾控业务多以各业务条线为主，如传染病的业务数据管理，每一个病种都是一个业务条线，从国家到省、地区、县市、乡镇的纵向管理，与其他业务条线是平行的，同样也造成了相关工作人员,特别是基层数据录入人员的工作负担。从管理的角度来看，烟囱数据的存在也造成了相关业务条强块弱的局面，为管理带来了很大的挑战。

（3）无系统数据

由于区域内各医疗机构信息化水平参差不齐，很多社区卫生服务中心、卫生

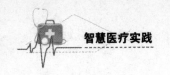

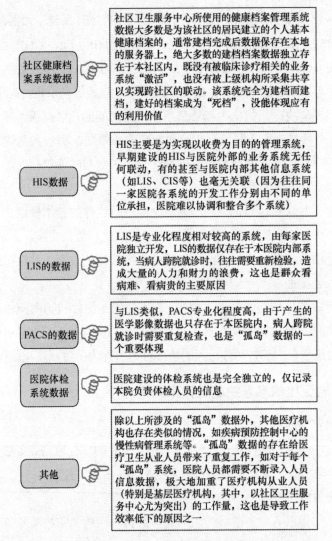

图4-3 我国医疗卫生系统中典型的"孤岛"数据类型

服务站并没有建成区域信息平台所需要的医疗机构内部信息系统，因此无法采集基础数据。

　　对于这类区域医疗机构，医疗卫生机构在新建信息系统时，应基于本区域平台建设，平台提供相关业务的数据标准，以便新建的系统能够良好地集成区域卫生信息平台。

4.3.1.3 业务数据的存储类型

业务数据的存储类型主要包括文档数据、操作型数据、辅助决策型数据，具体如图4-4所示。

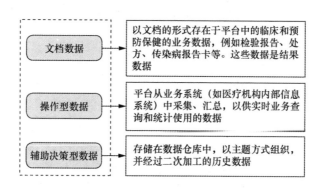

图4-4 业务数据的存储类型

4.3.1.4 系统架构与存储类型

区域卫生信息平台涉及与居民健康相关的所有业务，因此业务数据具有类型多、容量大的特点。根据业务数据的特点，系统对数据存储的要求也不尽相同。系统架构与数据存储的模式分为集中式、分布式和混合式，详见表4-6。

表4-6 系统架构与数据存储的模式

序号	模式	说明
1	集中式存储模式	由于居民基本信息（包括姓名、性别、出生年月、身份证号、社会保险号等）的使用频率高，数据容量相对较小，可采用数据中心集中式存储模式；公共卫生信息，如疾病预防数据、妇幼保健数据、精神卫生数据，也可采用集中式存储模式，这样可以保证该类数据的安全性
2	分布式存储模式	医学影像信息的数据量庞大，可采用分布式存储模式保存数据，可将这类信息上传区域卫生信息平台，当医疗机构需要调阅数据时，可通过该平台查询获取数据所存储的地址（一般为某医疗机构），再从目的地获取所需要的信息
3	混合式存储模式（联邦式）	对于其他业务数据（如实验室检验数据、就诊记录数据），根据实际的业务需求，采用分布式存储+集中式存储的混合模式

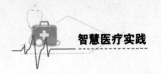
总体说来，区域卫生信息平台应支持上述 3 种架构以实现数据的存储。

4.3.1.5　数据利用模式

（1）健康档案信息共享

区域卫生信息平台可以解决信息共享的需求，具体包括两方面的信息共享，如图 4-5 所示。

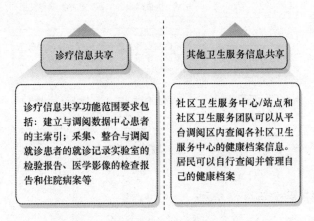

图4-5　健康档案信息共享的两个方面

（2）医疗卫生业务协同

医疗卫生业务协同是指基于本平台实现医疗机构之间的业务协同及医疗机构、社区和纵向业务联动等，具体如图 4-6 所示。

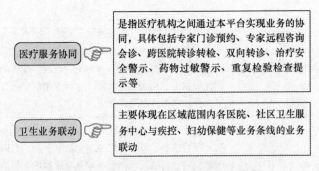

图4-6　医疗卫生业务协同的两个方面

（3）业务管理和辅助决策

业务管理和辅助决策的功能如图 4-7 所示。

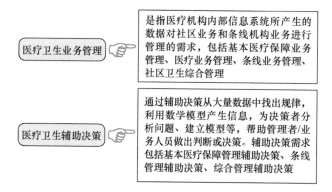

图4-7 业务管理和辅助决策的功能

4.3.1.6 隐私保护与信息安全

隐私保护及信息安全是区域卫生信息平台所要重点解决的问题，主要体现在图 4-8 所示的 3 个方面。

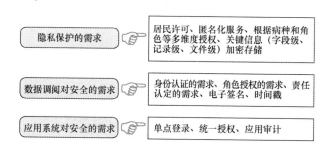

图4-8 隐私保护及信息安全的需求

4.3.2 区域卫生信息平台的架构

基于健康档案的区域卫生信息平台应该是有统一的标准、有效整合医疗卫生业务且能互联互通的医疗卫生业务协作网络，平台的总体架构如图 4-9 所示。

平台的总体架构分为区域卫生管理层和辖区卫生机构层两个层次。

区域卫生管理层是区域卫生信息平台的管理中心，在实际应用中可以是一个地市级的卫生信息数据中心，也可以是更高一级的数据中心。区域卫生管理层是

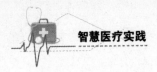

作为服务于卫生医疗区域（如省、地区、县市卫生管理机构）的单一实例而存在的，提供一系列服务。

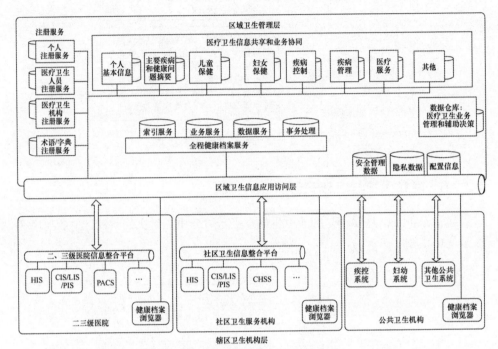

PIS: Population and family planning Information System，人口与计划生育信息系统。
CHSS: Community Health Service System，社区卫生服务系统。

图4-9　区域卫生信息平台的总体架构

辖区卫生机构层是指在所管辖的区域范围内相关医疗卫生机构（包括二三级医院,社区卫生服务机构和公共卫生机构等）所有业务的应用系统,这些系统生成、收集、管理和使用那些可以公布在与区域范围内居民相关的健康数据，包括临床医疗数据、健康档案数据、公共卫生管理数据等。上述系统分布在所有为居民提供医疗卫生机构的服务点，为人们提供各类的健康服务。

区域卫生管理层和辖区卫生机构层之间通过区域卫生信息应用访问层来进行信息交互，以实现健康档案的互联互通。区域卫生信息应用访问层所提供的服务主要包括两个方面：一方面提供通信总线服务，如消息传输服务、消息路由等；另一方面提供应用软件通用的系统管理功能，如安全管理、隐私管理、应用审计等。

4.3.3 区域卫生信息平台的构件组成

4.3.3.1 注册服务

注册服务组件为个人、医疗卫生人员、医疗卫生机构、术语／字典提供注册管理服务，系统对这些实体提供唯一的标识。各类实体形成对应的注册库（如个人注册库、医疗卫生机构注册库等），每个注册库都具有管理和解决单个实体具有多个标识符问题的能力。注册库有一个内部的非公布的标识符。

（1）个人注册服务

个人注册服务是区域卫生信息平台正常运行所不可或缺的模块，可确保记录在健康档案中的每个人具有唯一的标识，且数据在平台统一管理后永不会丢失。

个人注册服务主要由各医院、社区和公共卫生机构协同来完成居民的注册工作。

（2）医疗卫生人员注册服务

医疗卫生人员注册是一个单一的目录服务，为本区域内所有卫生管理机构的医疗服务提供者分配一个唯一的标识，包括全科医生、专科医生、护士、实验室医师、医学影像专业人员、疾病预防控制专业人员、妇幼保健人员及其他从事与居民健康服务相关的从业人员。该服务提供给平台以及与平台交互的系统和注册用户所使用。

（3）医疗卫生机构注册服务

医疗卫生机构注册库提供本区域内所有医疗机构的综合目录，相关的机构包括二三级医院、社区卫生服务中心、疾病预防控制中心、卫生监督所、妇幼保健所等。

（4）术语／字典注册服务

术语／字典注册库是规范医疗卫生事件中所产生的信息含义的一致性问题的。术语可由平台管理者进行注册、更新和维护，字典可由平台管理者或机构进行注册、更新和维护。

4.3.3.2 医疗卫生信息共享和业务协同

根据健康档案信息的分类和服务需要，医疗卫生信息共享和业务协同服务分为个人基本信息域、主要疾病和健康问题摘要域、儿童保健域、妇女保健域、疾病控制域、疾病管理域、医疗服务域以及其他域共 8 个域。8 个域又可以进一步细

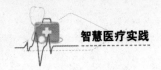

分为若干个子域，如医疗服务域可以分为诊断信息域、药品处方域、临床检验域和医学影像域等。

（1）个人基本信息域

个人基本信息域对外提供个人基本信息共享服务。

（2）主要疾病和健康问题摘要域

主要疾病和健康问题摘要域是区域卫生信息平台中的一个核心部件，将所有与个人健康相关的基础摘要信息进行汇集、存储并对外提供服务。主要疾病和健康问题摘要域主要包含血型、过敏史、慢性病等信息，这些摘要信息不是从某个基础业务系统中单独获取的，而是从众多的基础业务系统中抽取所汇集而成的。摘要域的主要服务方式是为医疗卫生人员提供一种通用的、及时的、可信的调阅服务，是为医疗卫生人员在进行医疗卫生服务时能够及时、快捷地了解患者、居民的基础健康信息提供的一种技术支撑。

（3）儿童保健域

儿童保健域用于维护及管理区域的妇幼机构、社区卫生服务中心、儿童医院、幼托机构、卫生健康委员会、民政局等机构所产生的儿童保健数据及提供儿童保健服务。数据主要包括出生医学证明、新生儿疾病筛查、出生缺陷监测、体弱儿童管理、儿童健康体检和儿童死亡管理等。

儿童保健域数据体现了数据间的联动性，如根据出生医学证明可以触发新生儿访视和儿童计划免疫服务。

（4）妇女保健域

妇女保健域用于维护及管理区域内妇幼机构、社区卫生服务中心、助产医院、卫生健康委员会、民政局等机构所产生的妇女保健数据及提供妇幼保健服务。数据主要包括妇女婚前保健、计划生育、妇女病普查、孕产妇保健服务及高危生育管理、产前筛查与诊断、孕产妇死亡报告等。

妇女保健数据体现了数据间的联动性，如妇女在三级医院检查出怀孕后，需要三级医院将怀孕数据及时传送至妇女所在的社区卫生服务中心及区妇幼保健所，由社区卫生服务中心的防保医生提供产前保健服务，社区卫生服务中心也需将此产前保健数据传送到妇女的分娩医院，分娩医院将妇女的产前检查数据和分娩数据传送回社区卫生服务中心，社区卫生服务中心可获知妇女分娩信息并及时上门进行产后访视服务。

（5）疾病控制域

疾病控制域用于维护和管理区县疾病控制中心（Centers for Disease Control, CDC）、社区卫生服务中心、二三级医院、地市 CDC 的突发公共卫生事件应急处置和日常业务管理（人群健康的疾病预防控制及监测、干预、评估）数据及提供各种服务。突发公共卫生事件应急处置数据是针对事件处置的全过程管理的数据，日常业务管理数据是针对人群的疾病健康预防和控制的数据。

疾病控制域数据的项目主要包括免疫接种、传染病报告、结核病防治、艾滋病综合防治、血吸虫病患者管理、职业病报告、职业性健康监护、伤害监测报告、中毒报告、行为危险因素监测和死亡医学登记。

疾病控制域数据着重体现了过程性及联动性，即区域内各个医疗机构（CDC、医院、社区卫生服务中心）形成紧密的卫生业务联动，如某社区的居民在市级三级医院被确诊患有传染病，需要市级三级医院形成传染病管理报告卡，并将报告卡数据传送到居民所在的社区卫生服务中心及区县 CDC，区县 CDC 负责审核报告卡，社区卫生服务中心的防保医生上门确认及随访，区县 CDC 审核随访数据。

（6）疾病管理域

疾病管理域用于维护和管理区县 CDC、社区卫生服务中心、二三级医院、地市 CDC 所产生的疾病管理数据及提供各种服务。

疾病管理域数据的项目主要包括高血压病例管理、糖尿病病例管理、肿瘤病例管理、精神分裂症病例管理、老年人健康管理和成人健康体检。

疾病管理域数据着重体现了过程性及联动性，即区域内各个医疗机构（CDC、医院、社区卫生服务中心）形成紧密的卫生业务联动，如某社区居民在市级三级医院被确诊患有糖尿病，市级三级医院马上形成糖尿病管理报告卡，并将报告卡数据传送至居民所在的社区卫生服务中心及区县 CDC，区县 CDC 负责审核报告卡，社区卫生服务中心的防保医生上门确认及随访，区县 CDC 审核随访数据。

（7）医疗服务域

医疗服务域用于临床信息共享和医疗业务协同，包括诊断信息域、药品处方域、临床检验域、临床检查域和医学影像域等。

4.3.3.3　全程健康档案服务

全程健康档案服务也是平台系统架构的核心组件。该服务负责实现平台互联

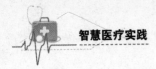

互通规范，还能使用由区域卫生信息平台内提供的组件和服务同其他区域卫生信息平台互动来完成某一项事务。

（1）索引服务

索引服务全面掌握区域卫生信息平台所有关于居民的健康信息事件，包括居民何时、何地接受过何种医疗卫生服务，以及产生的文档资料。索引服务主要记录两大类的信息，一类是医疗卫生事件信息，另一类是文档目录信息。

区域卫生信息平台用户可以通过全程健康档案服务提供的索引服务从基本业务系统查看个人的健康事件信息，以及事件信息所涉及的文档目录及摘要信息。个人健康档案数据存储服务可以实现文档信息的即时展示，使用户更多地了解个人既往的健康情况。

（2）数据服务

数据服务为健康档案业务服务提供了功能性的支持，以执行正确的数据访问过程和与不同的注册服务、存储服务、业务管理或辅助决策服务交互所需的转换。数据服务用于两个场景：记录和获取健康档案数据的在线业务场景，加载和管理健康档案存储库和注册信息的管理功能场景。数据服务所包含的主要服务功能如图4-10所示。

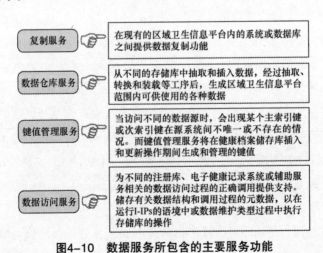

图4-10　数据服务所包含的主要服务功能

4.3.3.4　数据仓库

数据仓库是一个面向主题的、集成的、相对稳定的、反映历史变化的数据集合，在汇总数据的基础之上，支持数据发掘、多维数据分析等当前尖端技术和传统的查询及报表功能，用于支持管理与决策。数据仓库作为区域卫生信息平台特定的优化读取的性能模型，它的任务是提供一个独立的平台，数据能被转换成可操作的、可搜索的、可管理的和可获得的，而不影响区域卫生信息平台系统组件所需的关键性能服务水平。

4.4 区域卫生信息平台的技术架构

4.4.1 技术架构的目标

区域卫生信息平台技术架构的设计目标是建立一个能够容纳和管理区域内个人健康档案的可扩充的、开放的、可持续发展的架构，包括图 4-11 所示的 5 个方面。

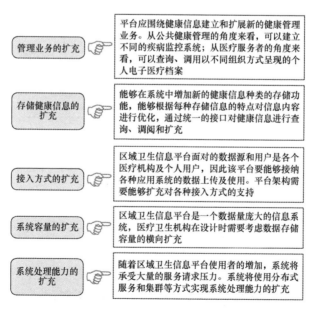

图4-11 区域卫生信息平台技术架构的设计目标

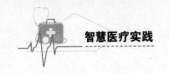

4.4.2　总体技术架构

为了实现上述的目标，医疗卫生部门需要建立一个稳定并适用全国性的软件平台。该平台要满足各地区域卫生信息化的基本需要，同时还要满足区域卫生信息化持续性发展的需求。区域卫生信息平台的总体技术架构如图 4-12 所示。区域卫生信息平台主要包括硬件网络基础设施层、数据中心数据层、业务服务层和数据交换层 4 个层次，还包括贯穿 4 个层次的标准规范体系和安全保障体系。

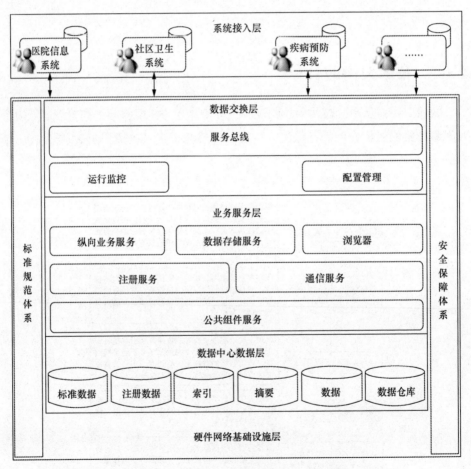

图4-12　区域卫生信息平台的总体技术架构

硬件网络基础设施层是指支撑区域卫生信息平台的硬件设备和网络平台，是区域卫生信息平台的基础设施；数据中心数据层主要是实现基于健康档案的区域卫生信息平台的数据存储；数据交换层和业务服务层主要实现区域卫生信息平台的数据采集、交换与共享，数据交换层是直接与外部系统进行沟通的技术层，业务服务层是基于数据交换层根据数据结构设计各种业务服务组件来完成平台数据的采集、存储与共享。

标准规范体系是区域卫生信息平台中必须遵循和管理的数据标准，是平台运行和应用的数据基础。安全保障体系是从物理安全到应用安全保障整个平台的正常运营。

4.5 区域卫生信息平台的部署模式

4.5.1 平台应用架构

区域卫生信息平台在技术上应实现各医院之间的业务流程整合、跨系统的医疗信息共享与交换，并实现跨医疗机构的预约与转诊、基本病历资料的信息共享和医生处方、检验结果的互认机制和信息共享，实现医疗卫生服务共同体的数字化、自动化、智能化和交互性运营。

区域卫生信息化主要包括区域卫生健康档案数据中心电子健康档案管理系统、公共医疗信息服务平台和各种基础业务信息系统等。平台建立在各卫生服务机构现有基础业务信息系统的基础上，通过基于健康档案的区域卫生信息平台的标准化接口群完成各系统之间的健康档案数据的交换与共享，实现整个区域的个人健康数据整合和业务整合。

各个系统向整个区域内的卫生业务系统提供自身的业务数据，也可以发出数据请求消息，由区域卫生信息平台对应提供这个请求的最佳服务对象，并把请求结果准确地返回至请求者。在此基础上形成卫生健康档案数据中心，通过应用门户使整个信息系统采用统一的入口进行使用和管理。同时通过数据共享与交换平台还可以方便地实现与外部其他信息系统的健康个人信息的共享与交换。

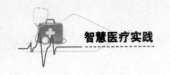

4.5.2 纵向分级部署模式

区域卫生信息平台支持多级平台纵向部署架构模型,即通过平台之间的相互配置,能够实现两个平台之间的数据交换,或者是通过逐级交换实现国家、省、市、区(县)4级平台架构,具体如图4-13所示。

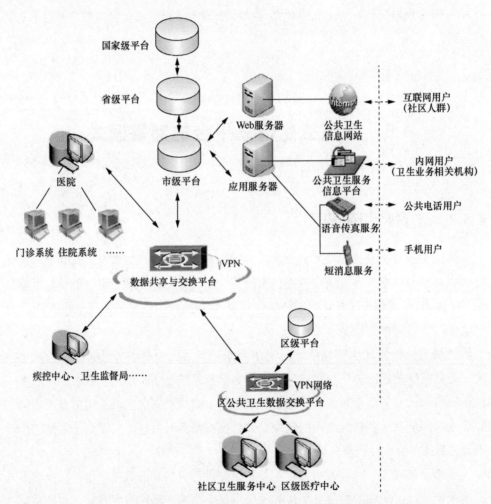

图4-13 区域卫生信息平台纵向分级部署模式

4级纵向部署的模式可达到以下目的:通过多级信息平台实现数据在各级医疗卫生机构间的信息交换和共享,通过统一的数据标准和数据集,所有的接口只针对各级平台统一制订,而下级平台是上级卫生交换平台的支撑,各个业务系统数据通过各级平台的梳理传递至上级平台,实现上级平台接口的进一步专业化,避免重复接口的实现风险。下级平台是上级平台的补充,该模式通过对下一级平台的建设,分担了上级平台的极高负荷,通过对下一级数据的归属化管理,进一步减轻了上一级平台的无效负载,有效提高系统的反应速度,通过上一级平台的传递和过滤,能够实现和下级平台与周边区域的信息共享,减轻了下级平台的接口实现难度。

4.5.3 横向扩展部署模式

区域卫生信息平台通过横向部署连接本级的所有医疗卫生机构,能够构建一个十分庞大的区域卫生信息系统,这种部署涉及的机构众多,医疗和信息化条件参差不齐,所以我们应该针对不同的应用和具体情况合理地部署各应用,这样才能使系统更加有效地被推广和应用。区域卫生信息平台横向扩展部署模式如图 4-14 所示,整个系统管辖范围内的所有医疗卫生机构,以网络服务提供商如电信、广电等提供的专用 VPN 为基础,以卫生信息中心为中心节点,形成以各医疗卫生机构为分支的星形结构。

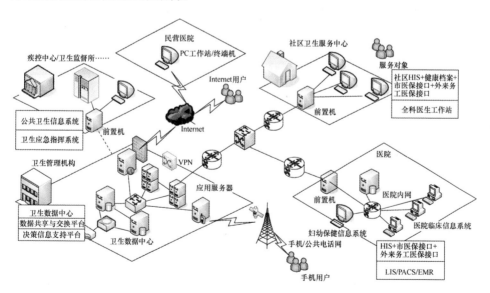

图4-14 区域卫生信息平台横向扩展部署模式

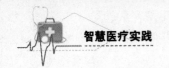

各社区服务中心部署内嵌省、市、区医疗保险接口的社区 HIS 及社区医生工作站、健康档案等。社区服务中心通过交换平台实现与数据中心和其他系统的联网。各社区服务站原则上不部署任何系统，不存放任何数据，而是通过直接连接数据库，使用专门为社区服务站开发的集成收费、诊疗、取药、健康档案等功能为一体的全科医生工作站来获得服务。

4.5.4　其他应用模式

区域卫生信息平台还可以集成各种专项的业务信息系统，如全地区的妇幼保健信息系统、新型农村合作医疗信息系统、计划免疫信息系统、血液管理信息系统等，这些应用都是健康档案数据和业务体系应用的子集。

医疗卫生部门在建设区域卫生信息平台的基础上还可以实现各种增值业务服务，在健康档案的基础上建立远程挂号系统、远程医疗咨询系统、远程会诊系统、远程医学护理系统等，通过这些应用的开发和使用，更加充分地发挥区域卫生信息平台的作用，从而构建现代化的医疗卫生健康服务体系。

第5章

远程协同医疗信息化

　　我国幅员辽阔，因此通过信息技术与医疗卫生资源的深度整合，建设远程医疗信息系统切实必要。远程医疗信息系统服务可突破地域、时间的限制，实现医疗资源共享、实现异地诊断与医疗指导。患者免除了往返奔波，并为及时有效地抢救与治疗赢得了时间。

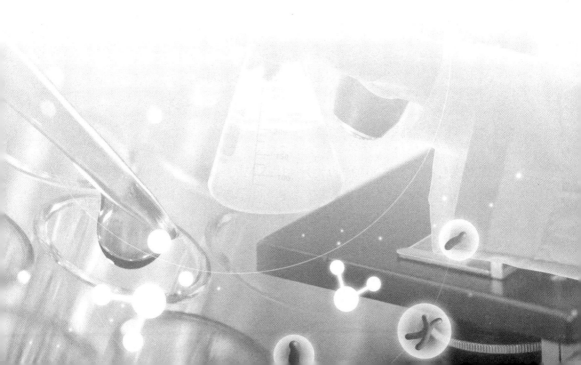

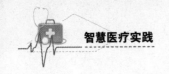
5.1 远程医疗信息系统的需求

5.1.1 用户需求

根据业务开展的需要，远程医疗信息系统的用户可以分为行政监管人员、系统运行维护人员、服务运营人员、专家/医务人员和患者，具体如图5-1所示。

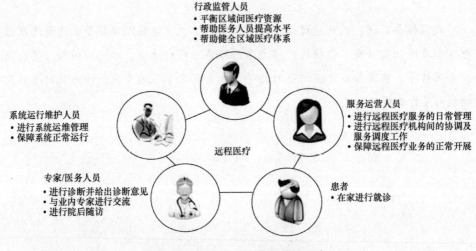

行政监管人员
• 平衡区域间医疗资源
• 帮助医务人员提高水平
• 帮助健全区域医疗体系

系统运行维护人员
• 进行系统运维管理
• 保障系统正常运行

服务运营人员
• 进行远程医疗服务的日常管理
• 进行远程医疗机构间的协调及服务调度工作
• 保障远程医疗业务的正常开展

专家/医务人员
• 进行诊断并给出诊断意见
• 与业内专家进行交流
• 进行院后随访

患者
• 在家进行就诊

远程医疗

图5-1　远程医疗信息系统的用户

5.1.2 业务需求

远程医疗信息系统可处理的业务包括基本业务、高端业务和延伸业务。基本业务包括远程会诊、远程影像诊断、远程心电诊断、远程中医经络诊断、远程中医体质辨识、远程医学教育、远程预约和远程双向转诊，高端业务包括远程重症监护、远程病理诊断和远程手术示教。

5.1.2.1 远程会诊

远程会诊是申请方向专家端申请远程会诊，受邀方接受申请，开展远程会诊并填写诊断意见及上传会诊报告的过程，具体如图5-2所示。

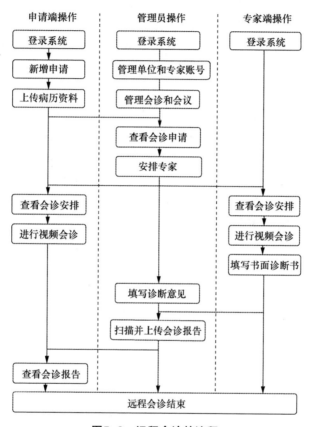

图5-2 远程会诊的流程

远程会诊是指上级医院专家会同基层医院患者的主治医生通过远程通信共同探讨患者病情，专家与主治医生共同制订更具针对性的诊疗方案。通常情况下，小病社区解决，疑、难、急、重疾病可通过远程会诊系统由专家解决。

5.1.2.2 远程影像诊断

影像诊断系统是利用影像数字化技术，将医疗机构内现有检查设备（X光机、

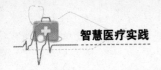

超声机等）生成的结果，实现数字化转换，然后集中存储在一体机内。用户通过网络登录系统远程访问病历数据，实现远程诊断，具体如图 5-3 所示。

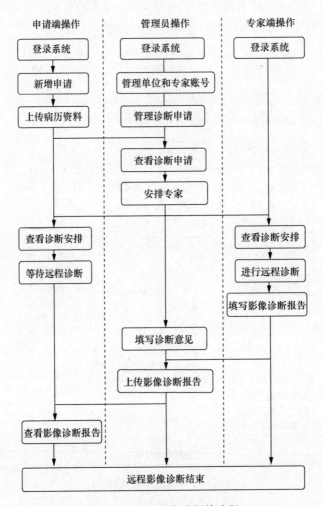

图5-3　远程影像诊断的流程

5.1.2.3　远程心电诊断

远程心电诊断是指由申请方在诊断申请模块中新建诊断申请单，并输入申请信息和患者病历信息，将其保存后启动心电诊断系统进行心电检查。检查结束后，心电诊断系统返回检查报告和诊断意见，申请方在诊断管理模块查看诊断意见和检查报告并打印报告单，具体如图 5-4 所示。

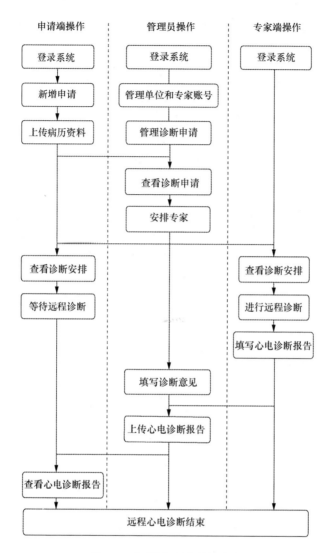

图5-4 远程心电诊断的流程

5.1.2.4 远程中医经络诊断

远程中医经络诊断是指系统根据手掌经络全息理论，利用手指末端皮肤生物电阻测量技术，通过掌型检测单元获得 12 条经络生物电信号，同时依据中医经络诊断原理自动解读各条经络数据，然后将数据进行集中存储。专家通过网络远程访问病人的病历数据，实现远程诊断，具体如图 5-5 所示。

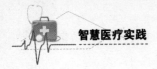

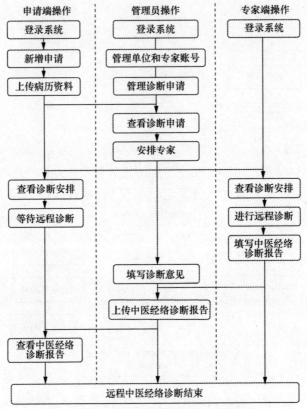

图5-5　远程中医经络诊断的流程

5.1.2.5　远程中医体质辨识

远程中医体质辨识是指申请方在中医体质辨识申请模块中新建体质辨识申请单，并输入申请信息和患者的病历信息，在保存申请单后启动中医体质辨识量表和中医辅助设备。专家结合中医体质辨识量表填写诊断意见。中医辅助设备具有返回检查报告的功能。申请方在中医体质辨识管理模块中查看意见和报告，如果有需要可以打印报告单。远程中医体质辨识的流程如图 5-6 所示。

5.1.2.6　远程医学教育

远程医学教育可分为实时交互式远程培训和课件点播两种远程培训模式。

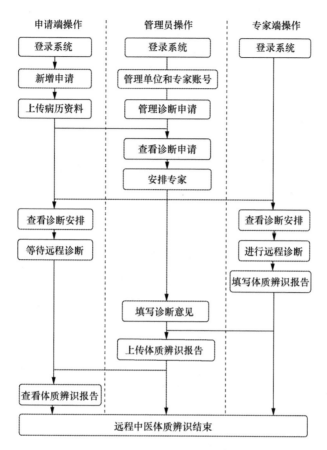

图5-6 远程中医体质辨识的流程

（1）实时交互式远程培训

实时交互式远程培训系统不仅支持远程专题讲座、远程学术研讨等基于课件的实时交互式远程培训，还支持远程教学查房、远程病案讨论、远程手术示教和远程护理示教等基于临床实际案例的实时交互式远程培训，并结合远程会诊的实际案例，在潜移默化中实现有针对性的施教，保证医护人员不用离开工作岗位就能接受高质量的培训，并及时解决临床中出现的新问题和新情况，达到释疑解惑的目的，从而提高基层医护人员获得优质继续教育的普及率，低成本、大规模、高效能地提升了基层医务人员的服务能力和水平。

实时交互式远程培训系统支持授课专家的音视频与课件同步播放；支持培训参与方实时交互；支持对培训过程进行录像，并存储在远程会诊中心；支持制作、整理、归类流媒体课件。

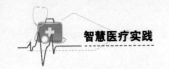

（2）课件点播式远程培训

课件点播式远程培训系统支持课件点播服务，可实现文字、幻灯片、视频等课件网上的在线点播学习，具备新增、删除、上传和查询等管理功能。

5.1.2.7 远程预约

针对基层医院的门诊疑难患者，门诊医生根据患者的病情，判断是否需要转往上一级（省级）医院就诊；若病情需要，门诊医生可以登录系统帮助患者进行远程预约挂号，具体如图5-7所示。

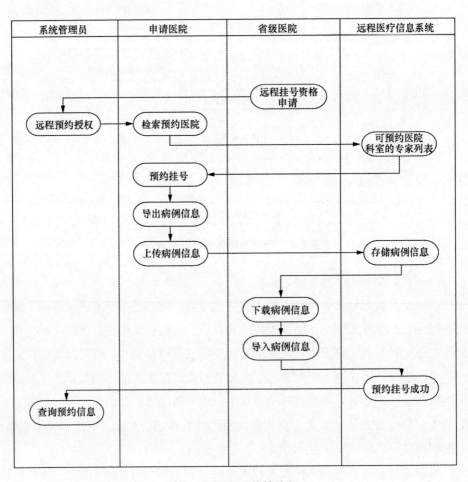

图5-7 远程预约的流程

远程预约平台将提供省级医院专门开放的专家出诊表和专家预约挂号情况供基层门诊医生选择，完成预约后，平台自动处理，预约受理结果通过短信的方式通知医生或患者。远程预约支持基层医院预约挂号、预约检查、转院申请等操作，支持上级医院进行相关申请受理及信息反馈。

5.1.2.8 远程双向转诊

远程双向转诊主要是指根据患者病情和人群健康的需要而进行的医院之间的科室合作诊治过程。下级医院将超出本院诊治能力范围的患者转至上级医院就诊；反之，上级医院将病情得到控制、情况相对稳定的患者转至下级医院继续完成治疗、康复等工作。远程双向转诊的流程如图 5-8 所示。

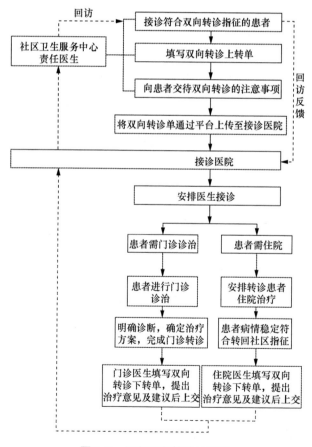

图5-8 远程双向转诊的流程

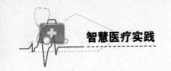

5.1.2.9　远程重症监护

远程重症监护是指通过通信网络将远端患者的生理信息和医学信号传送至监护中心进行分析，以便监护中心实时监测患者的生理参数，视频监控患者的身体状况，若发现异常情况及时向医疗中心报告以获得及时救助。远程重症监护系统能与现有医院的医疗信息系统实现信息交互和共享，远程监护技术缩短了医生和患者的距离，医生可以通过远程重症监护平台提供的患者的生理信息为患者提供及时的医疗服务，具体如图5-9所示。

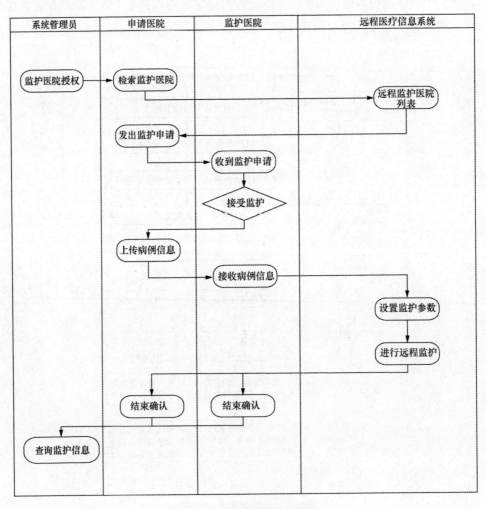

图5-9　远程重症监护的流程

5.1.2.10 远程病理诊断

远程病理诊断是指把患者的病理切片上传至专家客户端，病理专家为患者分析病理组织图，专家在远端控制显微镜（聚焦、移动、放大和捕获图像），观察显微镜下的组织病理图片，并出具病理诊断报告，为患者端的主治医生临床诊断提供重要依据。远程病理诊断的流程如图 5-10 所示。

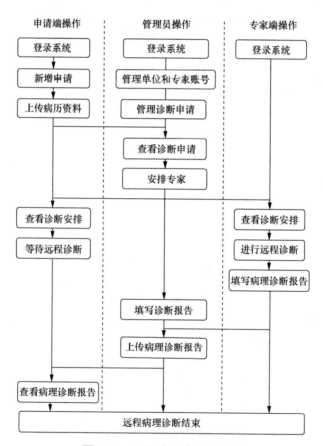

图5-10 远程病理诊断的流程

5.1.2.11 远程手术示教

远程会诊技术和视频技术，可对临床诊断或者手术现场的手术示范画面影像进行全程实时记录和远程传输，使之用于远程手术教学。远程手术示教是通过医院手术排班系统获取手术室当天手术排班信息，同时接受各视频示教终端的示教申请，审批通过后即可以进行视频示教，具体如图5-11所示。

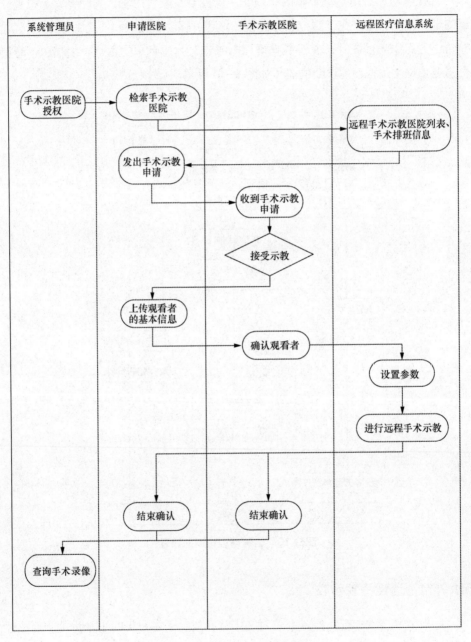

图5-11 远程手术示教的流程

（1）实时的远程手术示教

手术示教是指将手术室内医生的手术过程，以及手术室内的各种医疗设备的视频资料，真实地呈现在实习医生或观摩人员的眼前，以达到教学或学术交流的目的。

手术示教的优点在于利用医院现有的网络，将手术过程及其细节信息实时且高清晰地转播给观摩人员，完全摆脱了传统示教模式在时间、空间和人数上的限制，改变了资料的录制和备份方式，并且查询方式简便，观看方式多样、灵活，无地域限制。

（2）手术录像存储及查询

手术示教过程可实时记录手术影像和场景视频，并且记录的影像视频可以高质量、长时间地存储，便于日后教学使用。

（3）手术现场即时拍摄

即时拍摄是指拍摄教学过程中的关键动作或步骤并将其保存。

（4）专家远程会诊

专家通过观看实时的手术高清画面，与现场医生一同对患者进行会诊，并进行手术指导；当现场手术较为复杂时，医院借助网络通过教学终端组织手术研讨会，以及时解决手术远程中的疑难问题。

5.1.3 功能需求分析

远程医疗信息系统的功能应满足县（区）级医院、市（县）级医院、省级三甲医院之间的远程会诊、远程预约、远程双向转诊、远程影像诊断、远程心电诊断、远程中医经络诊断、远程医学教育、远程重症监护、远程病理诊断、远程手术示教、远程中医体质辨识等业务开展的需求。

远程医疗信息系统应遵循国家相关规定，实现远程医疗信息系统内的会员医院与会诊中心间的业务交互，以及远程医疗信息系统与其他平台（如医院信息集成平台、区域医疗卫生信息平台、其他远程医疗信息系统）之间的业务交互，具有查询医疗信息和资料调阅的功能。

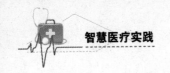

5.1.4 信息需求分析

5.1.4.1 信息内容需求

远程医疗数据的信息内容包括远程医疗业务数据、监管数据、系统运维数据和服务运营数据。

（1）远程医疗业务数据

远程医疗业务数据从业务开展的角度可分为邀请方数据和受邀方数据，具体如图 5-12 所示。

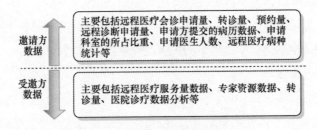

图5-12 远程医疗业务数据的分类

远程医疗业务数据的分析，具体包括医院需求趋势分析、消费者需求趋势分析、消费者需求区域分析、需求区域人口分析、需求经济性分析等。这些数据分析可以帮助医疗部门全面掌握远程医疗服务的开展情况，并为政策决策提供数据支撑。

（2）监管数据

监管数据主要包括基本运行情况数据、服务质量数据和财务监管数据，具体见表 5-1。

表5-1 监管数据的分类

类别	内容	适用范围
基本运行情况数据	主要包括机构数量、机构分布情况、服务量、资源使用情况、辅助诊断项目应用和患者病情等	用于医疗监管部门对各单位、各省级远程医疗信息系统的基本运行情况的监管
服务质量数据	包括服务满意度、诊断前后符合情况、受邀方评价、系统运行情况评价、服务质量评价等	用于医疗监管部门对各单位、各区域远程医疗服务质量的监管

（续表）

类别	内容	适用范围
财务监管数据	包括诊疗费用构成和医疗付费方式构成等	用于医疗监管部门对各单位、各区域远程医疗财务费用的监管

（3）系统运维数据

系统运维数据主要包括基础设施状况、性能状况、信息安全状况、容量状况和业务连续性状况 5 个方面，详见表5-2。通过对这些数据进行分析，工作人员能保障系统的正常、高效运行。

表5-2　系统运维数据的分类

序号	类别	内容说明
1	基础设施状况	分为软件平台和硬件基础设施平台：软件平台主要包括操作系统、数据库、中间件；硬件基础设施平台主要包括网络通信系统和服务器以及存储系统
2	性能状况	包括接入系统数、并发用户数、服务平均响应时间、网络性能数据等。工作人员通过对性能数据的分析，提出性能优化的建议，如修改系统参数、系统扩容等
3	信息安全状况	一般包括物理安全、网络安全、操作系统安全、数据库安全、应用系统安全和安全策略等
4	容量状况	一般包括网络带宽负载状况、存储的容量状况、主机系统负载情况和业务系统所能承载的吞吐量等
5	业务连续性状况	一个数据中心在发生突发事件或灾难后，在规定的时间内必须恢复关键的业务功能，以保证业务连续运转。这就需要工作人员预先罗列可能影响医疗机构关键业务能力的所有事件，并采取相应的预防和处理策略，以保证医疗机构在发生突发事件时，业务不被中断。这部分主要利用容灾恢复技术，具体包括数据容灾和应用容灾

（4）服务运营数据

服务运营数据主要是指对服务运营部门进行工作考核的数据，主要包括远程医疗申请单的受理时间、安排时间、远程医疗过程、运营人员工作量、服务态度评价等信息。医疗机构通过对服务运营工作流程数据进行分析，以进一步提高服务质量和工作效率。

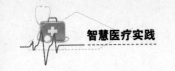

5.1.4.2　音视频协作需求

音视频协作需求如下。

① 应支持医学专家与申请医院的医生、患者会诊；应支持远程控制异地的摄像头，实时调整观察视角；应支持危重症患者的床边需求，患者在病床上就能实时地接受专家远程会诊、远程监护服务。

② 应支持申请医院与其他医院开展远程会诊服务；应支持跨专科、机构、区域的多专家同时联合会诊；在患者向不同医院申请会诊时，系统支持快速无缝切换。

③ 开展远程教育时，应支持授课专家音视频和课件幻灯片的同步，双方可互动交流，支持培训过程的实况转播和录像。

④ 应支持各医疗机构间的高清视频会议，满足各医疗机构间的学术交流、病例讨论、经验分享等业务需求。

⑤ 在条件允许时可与应急指挥系统的视频平台进行互联，支持音视频信息的报送。

⑥ 应支持会诊、会议、教学过程的视频录制，并可回放录像。

⑦ 应支持多种网络方式接入。

⑧ 应支持 PC、平板电脑、智能手机等多种终端通信。

⑨ 应支持向前向后的兼容性和扩展性。

⑩ 应支持多屏显示应用。

5.1.4.3　信息交换需求

远程医疗信息系统需要连接不同医疗机构的多种异构系统，完成信息交换和业务流程的协同。系统间的信息和流程集成需求见表 5-3。

表5-3　系统间的信息和流程集成需求

序号	需求	说明
1	患者标识索引的注册	申请远程医疗的患者首先需要在远程医疗交叉索引库中注册
2	患者病历的共享	医院业务系统接受远程医疗系统的申请，提供申请患者在本院的病历资料，并将其存储到远程医疗数据中心，供协同过程调用

（续表）

序号	需求	说明
3	协作项目导入	医技协作单所请求的项目可以在接受申请后导入本院系统，减少重复录入，避免出错
4	代检报告反馈	远程医疗系统的报告反馈模块需要从其他异构系统中获取检查报告和相关数据，将其附加到协作单并反馈给申请机构

鉴于不同医疗机构系统的异构性，各机构应采用应用集成技术实现信息交换任务，同时提供多种通用适配器和行业化方案，降低接口难度，减少互联系统的耦合度，从而提高互联系统的整体可靠性。

5.1.4.4 病历共享需求

病历共享是远程医疗信息系统的核心需求，病历共享服务需要提供共享病历生成、目录注册、目录检索、病历提供等功能，涉及的病历内容包括病历摘要、住院医嘱、检查报告和检验报告等。病历共享需求见表5-4。

表5-4 病历共享需求

序号	需求	说明
1	共享病历生成需求	病历共享并不是直接共享医院业务系统的数据，而是由医院业务系统提供经过加工生成标准化格式的共享病历，该病历被存储在远程医疗数据中心，供相关人员使用
2	共享病历目录管理需求	共享病历目录存储所有共享病历的元信息及病历存储位置，为远程医疗用户提供快速检索服务
3	共享病历提供需求	共享病历的调阅需要有授权，需要验证提供的病历的有效性，从而保证提供的病历是真实有效的

5.2 远程医疗信息系统的架构设计

5.2.1 系统架构

远程医疗信息系统的架构设计应从远程医疗信息系统的管理和服务的角度，

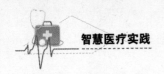

对业务覆盖范围内的过程、环节进行抽象和建模，以业务驱动为前提，以统一应用、集中管理为目标，满足卫生和中医药管理机构、省级医院、市（县）级医院和社区卫生机构对统一应用的要求及其业务发展的需求，以达到适应远程医疗业务与管理的高效运转，推动远程医疗信息系统的管理创新、服务创新和业务流程优化的目标。

远程医疗信息系统由两级远程医疗服务与资源监管中心、三级医疗机构终端站点、专用业务网络以及应用系统等组成，具体如图5-13所示。

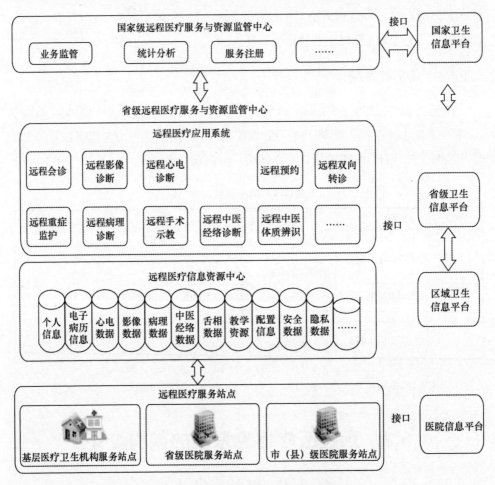

图5-13　远程医疗信息系统的架构

（1）两级远程医疗服务与资源监管中心

两级远程医疗服务与资源监管中心分为国家级远程医疗服务与资源监管中心

和省级远程医疗服务与资源监管中心。两级远程医疗服务与资源监管中心在整个体系中扮演后台管理的角色，是整个远程医疗信息系统的核心管理要素。国家级远程医疗服务与资源监管中心的主要作用是业务协调和监管，从宏观上指导和监管各级远程医疗系统的建设与运营情况，提出整体建设规划与改进措施，合理调配和统一管理全国的远程医疗资源。

省级远程医疗服务与资源监管中心的主要作用有两个：一是提供统一的业务应用平台，协调医疗资源并支撑具体的远程医疗应用，并为省内各级医院建立特色医疗服务平台，如疑难重症专科会诊系统、应急指挥系统等提供支持；二是履行监管职责，指导和监督本省内各级远程医疗系统的建设与运营情况，组建全国统一的服务与监管网络。

（2）三级医疗机构终端站点

三级医疗机构终端站点分为省级医院服务站点、市（县）级医院服务站点、基层医疗卫生机构服务站点。

（3）专用业务网络

远程医疗信息网络以国家级远程医疗服务与资源监管中心为骨干网络的核心节点，向下接入省级医院、市（县）级医院、乡镇卫生院、社区卫生服务中心、救护车等业务单元，实现入网机构的互联互通。接入机构是远程医疗信息网络的基本组成单位，通过专线、MPLS VPN、4G/5G 网络、卫星等多种手段接入省级远程医疗服务与资源监管中心。

注：MPLS（Multi Protocol Label Switching，多协议标记交换技术）。

VPN（Virtul Private Network，虚拟专用网络）。

（4）应用系统

应用系统是由省级远程医疗服务与资源监管中心、远程医疗信息资源中心、9 类远程医疗应用子系统组成的软硬件与业务应用一体化的体系。

5.2.2 功能架构

远程医疗信息系统的内部组织关系和逻辑关系可以通过系统的业务功能架构体现。远程医疗信息系统的业务功能主要分为监管功能、服务功能和运维功能，具体如图 5-14 所示。

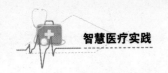

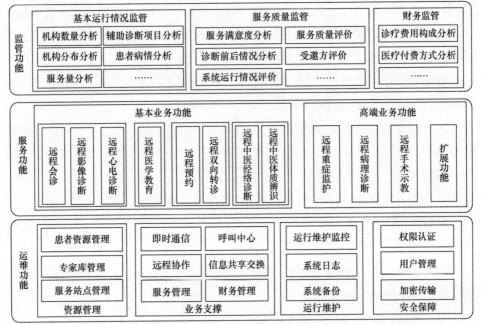

图5-14 远程医疗信息系统的业务功能架构

5.2.2.1 监管功能

监管功能主要包括对基本运行情况、服务质量和财务的监管。

全国医疗资源分布不均、医疗水平地域性差异明显，优势医疗资源集中在沿海经济发达地区、大中型城市。目前有些医院和地区建立了远程会诊医疗服务机构，但受其服务范围（医疗项目范围和远程医疗支持范围）的限制，有些远程会诊医疗服务机构的使用率较低、服务效果不佳、与会诊需求者之间协调不当，由此看来，远程会诊医疗服务机构的规范性、权威性还不够。因此，医疗卫生部门有必要建立全国统一的远程医疗服务和资源监管中心，以共享与合理调配远程医疗资源，更好地为大众服务。

（1）国家级中心的功能

由于医疗资源分布不合理，因此城乡之间、东西部之间、不同等级的医疗机构之间的各种医疗资源（包括软硬件、专家等）存在差异。

在此背景下，医疗卫生部门可利用信息化手段通过国家级远程医疗服务与资源监管中心，合理使用和共享全国优质的医疗资源，这样可以有效地解决资源分配不均、看病难、看病贵的问题。国家级远程医疗服务与资源监管中心的功能架构如图 5-15 所示。

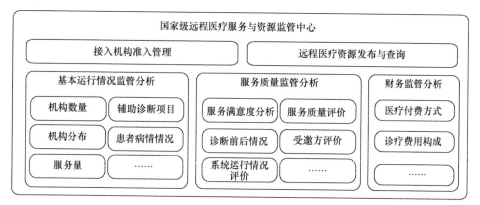

图5-15 国家级远程医疗服务与资源监管中心的功能架构

国家级远程医疗服务与资源监管中心的功能见表 5-5。

表5-5 国家级远程医疗服务与资源监管中心的功能

功能	简介
机构监管	远程医疗接入机构在国家级远程医疗服务与资源监管中心填写注册信息（包括接入机构名称、负责人、联系人、联系电话、联系地址、远程医疗机构简介和专家简介等），同时提交申请表格及相关证明材料，实现实名注册。各接入机构对自身的运营负责，其附属机构及其运营商要向国家相关部门备案，并提交相关材料，统一完成全国远程医疗资源的注册和管理
资源监管	国家级远程医疗服务与资源监管中心应定期向全国接入机构发布远程医疗资源的信息（如远程医疗服务机构简介、专家简介、服务评价和服务量等），从而保证医疗资源能够得到更好的宣传和利用；同时，会诊申请者也可根据查询条件（如远程医疗机构名），查询平台内的远程医疗机构情况，可根据自身的实际需求，在全国范围内选择合适的会诊资源
服务监管	① 分析接入机构的数量：统计目前所有接入机构的数量，如已接入数量、增加的接入数量等。 ② 分析机构分布情况：分析所有接入机构的地理分布情况，可结合地图软件，更直观地反映接入机构的分布情况。 ③ 分析服务量：分析单位时间内所有接入机构或指定接入机构对外提供远程医疗服务的数量，其中包括服务量变化趋势、变化率等。 ④ 分析资源使用情况：分析所有机构、区域机构、指定机构的资源使用情况，资源使用率可排序显示，为服务申请者提供选择依据。 ⑤ 辅助诊断项目应用分析：统计分析所有机构使用辅助诊断项目的应用情况。 ⑥ 分析患者病情情况：跟踪和分析患者会诊后的病情情况

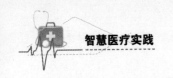

功能	简介
服务质量监督	① 分析服务满意度：根据每次服务接受方的服务满意度评价情况，完成对所有医疗机构及指定医疗机构的服务满意度评价。 ② 分析诊断前后符合的情况：根据会诊诊断前后符合情况的评分，对医疗服务提供方的诊断前后符合情况进行评估。 ③ 对受邀方的评价的分析：根据申请对受邀方的整体评价的评分，评估所有医疗机构及指定医疗机构对受邀方的评价。 ④ 对系统运行情况的评价分析：申请方可对受邀方提供的系统运行情况进行评分，同时受邀方也可评价整个系统运行的情况，为后续系统性能和功能的完善提供依据
财务监管	① 诊疗费用构成分析：分析远程医疗患者的诊疗费用的构成。 ② 医疗付费方式构成分析：分析远程医疗患者使用医疗付费方式的构成

（2）省级中心的功能

省级中心主要实现全省远程医疗监管、全省远程医疗数据统计分析与决策支持、省级远程医疗系统接入和省级远程医疗系统互联互通等功能。省级远程医疗服务与资源监管中心的功能架构如图5-16所示。

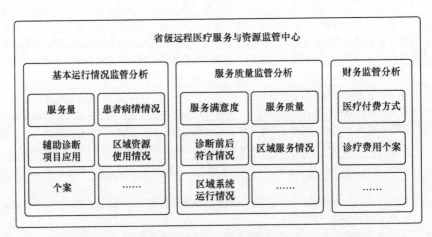

图5-16 省级远程医疗服务与资源监管中心的功能架构

省级远程医疗服务与资源监管中心的功能见表5-6。

表5-6　省级远程医疗服务与资源监管中心的功能

功能	简介
区域运行情况监管	① 分析接入机构的数量：统计目前所有接入机构的数量，如已接入数量、增加接入数量、接入机构覆盖率等。 ② 分析服务量：分析单位时间内所有接入机构或指定接入机构对外提供远程医疗的服务数量，其中包括服务量变化趋势和变化率等内容。 ③ 分析区域资源使用情况：分析区域内指定机构的资源使用情况，可根据资源使用率进行排序，为服务申请者提供选择依据。 ④ 分析辅助诊断项目应用：统计分析所有机构使用辅助诊断项目的应用情况。 ⑤ 分析患者病情情况：跟踪和分析患者会诊后的病情情况。 ⑥ 分析个案：分析区域内单个远程医疗服务的个案
区域服务质量监管	① 分析服务满意度：根据每次服务接受方的服务满意度评价情况，完成对区域内医疗机构及指定医疗机构的服务满意度的评价。 ② 分析诊断前后符合情况：根据会诊诊断前后的符合情况的打分，对医疗服务提供方的诊断前后符合情况进行分析。 ③ 对受邀方评价的分析：根据申请方对受邀方的整体评价的评分，对区域内医疗机构及指定医疗机构进行受邀方评价分析。 ④ 对系统运行情况评价的分析：申请方可对受邀方提供的系统运行情况进行评分，同时受邀方也可评价整个系统的运行情况，为后续系统的性能和功能的完善提供依据
财务监管	① 分析医疗付费方式构成：分析远程医疗的患者使用医疗付费方式的构成。 ② 分析诊疗费用构成：分析远程诊疗个案的费用构成

5.2.2.2　服务功能

服务功能模块包括基本业务功能子模块和高端业务功能子模块。其中基本业务功能包括远程会诊、远程影像诊断、远程中医经络诊断、远程心电诊断、远程医学教育、远程预约、远程双向转诊和远程中医体质辨识等细分功能；高端业务功能包括远程重症监护、远程病理诊断和远程手术示教等细分功能。有条件的医院可在完成以上功能的基础上，进一步扩充其他的远程应用功能。

（1）远程会诊

远程会诊的基本功能如图 5-17 所示。

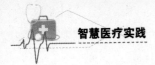

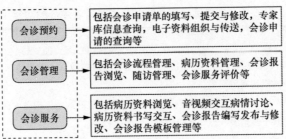

图5-17　远程会诊的基本功能

（2）远程影像诊断

远程影像诊断的基本功能见表5-7。

表5-7　远程影像诊断的基本功能

序号	功能	说明
1	申请	具备申请单填写、提交与修改，诊断机构查询，申请进度查询等功能
2	资料传送与接收	具备资料的传送与接收功能
3	图像浏览、增强与分析	具备浏览原始图像、对比度增强、边缘增强、病理特征提取、病理特征量化分析、计算机辅助诊断、基于图像特征的图像检索等功能
4	质控与统计	具备影像质量统计、技师评片、集体评片、报告书写质量统计、影像总体质量统计、诊断报告的诊断质量统计等功能
5	诊断报告	具备诊断报告发布、浏览与查询等功能
6	病例学习	具备学习平台的功能，该平台实现对特定报告查询、浏览和借阅等功能

（3）远程中医经络诊断

远程中医经络诊断的基本功能见表5-8。

表5-8　远程中医经络诊断的基本功能

序号	功能	说明
1	申请	具备申请单填写、提交与修改，诊断机构查询，申请进度查询等功能
2	资料传送与接收	具备资料的传送与接收功能

（续表）

序号	功能	说明
3	远程检测	远程掌型检测单元自动采集经络信息，经络信息经计算机模拟显示临床"整体辨证"，最后生成"经络传感检测报告"。报告通过图像、颜色、数字等量化指标，显示脏腑器官的病因，为临床诊疗提供具有针对性与实用性的定性诊断方案
4	靶向性方案	单独显示检测报告中十二经络的数值，该方案对于临床医生处方的靶向性具有实际意义
5	诊断报告	具备诊断报告发布、浏览与查询等功能
6	对比分析	具备对比分析的平台，医生通过该平台对比分析检测结果的差异，并结合实际诊断经验给出更好、更合理的治疗方案

（4）远程心电诊断

远程心电诊断的基本功能见表5-9。

表5-9 远程心电诊断的基本功能

序号	功能	说明
1	申请与预约	具备预约登记、检查登记、患者检查信息登记、申请单扫描、简单查询统计、分发患者的检查报告、为患者分配预约时间、查询指定时间段内的预约、登记患者列表、纸质申请单的扫描和拍摄、与HIS无缝对接等功能
2	分析诊断	医生根据心电设备采集的数据进行专业的分析诊断；具备心电检查数据到达即时提醒、心电图分析、报告的编写和打印、病历管理等功能
3	报告的浏览与分析	该功能是临床医生浏览心电图报告及心电波形的工具，医生端浏览工作站可嵌入门诊医生工作站、住院医生工作站和电子病历系统中，医生可进行在线波形分析、处理和测量

（5）远程医学教育

远程医学教育的基本功能见表5-10。

表5-10 远程医学教育的基本功能

序号	功能	说明
1	教师管理	具备教师注册、信息查询及修改等功能
2	学员管理	具备学员注册、信息查询及修改等功能
3	课程管理	具备课程视频查询、视频点播、实时培训等功能

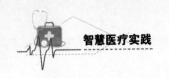

（续表）

序号	功能	说明
4	课件管理	具备视频管理、课件管理、视频共享及课件同步等功能
5	过程管理	具备课程学习计划制作、课程培训记录、学习进度查询等功能
6	学分管理	具备申请学分、学分证打印等功能

（6）远程预约

远程预约的基本功能见表5-11。

表5-11　远程预约的基本功能

序号	功能	说明
1	预约安排	具备预约申请单的填写、排班表查询、号源选择、预约申请的提交与修改、患者病历资料的提交、预约单的浏览和打印等功能
2	预约管理	具备预约过程管理、预约过程提醒、预约记录查询和病历资料管理等功能

（7）远程双向转诊

远程双向转诊的基本功能见表5-12。

表5-12　远程双向转诊的基本功能

序号	功能	说明
1	转诊申请	具备响应全科诊疗、其他服务组件或系统模块的转诊请求、向定点转诊机构提出转诊申请、转诊申请单填写、转诊申请的提交与修改、接诊机构查询、转诊申请的查询等功能
2	转诊管理	分为送转管理和接诊管理，支持邀请方进行取消送转、打印转诊单、重新转出等操作，支持受邀方进行接诊或拒绝接诊操作；还具备转诊过程管理、病历资料管理、转诊过程提醒、转诊记录查询等功能
3	患者信息反馈	患者可从受邀方的HIS中自动获取出院信息，这些信息根据转诊记录信息自动转回邀请方，或根据患者地址信息转回该患者被管辖的社区医疗卫生机构
4	随访功能	包括随访记录和随访计划、随访记录查询和随访提醒等功能

（8）远程中医体质辨识系统

远程中医体质辨识系统的基本功能见表5-13。

表5-13 远程中医体质辨识系统的基本功能

序号	功能	说明
1	体质判定	申请者在系统上填写体质测试表后，系统通过计算得出测试者的体质情况，并根据其所填信息出具一份相应的体质判定报告，该报告包括形体特征、心理特征、发病倾向、常见表现等内容
2	体质保健指导	体质判定后，系统会给出保健指导的报告，该报告包括身体调养、膳食指导、运动指导、经络穴位指导和用药参考等
3	体质个性化健康管理指导	医生或者保健专家可以根据体质类型以及申请者的身体健康情况，给出具有个性化的指导内容
4	统计、分析、保存	为单位使用者提供各种分析统计功能，如根据年龄、性别、地区等统计体质的状况，并且具有保存档案和体质资料的功能

（9）远程重症监护

远程重症监护的基本功能如图5-18所示。

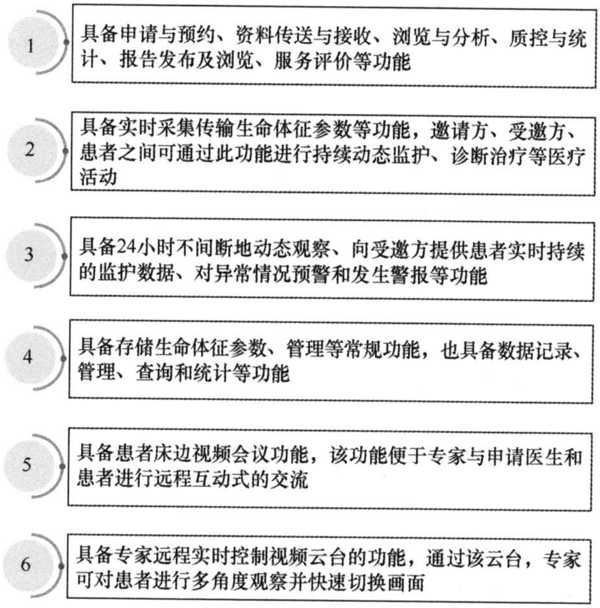

1 具备申请与预约、资料传送与接收、浏览与分析、质控与统计、报告发布及浏览、服务评价等功能

2 具备实时采集传输生命体征参数等功能，邀请方、受邀方、患者之间可通过此功能进行持续动态监护、诊断治疗等医疗活动

3 具备24小时不间断地动态观察、向受邀方提供患者实时持续的监护数据、对异常情况预警和发生警报等功能

4 具备存储生命体征参数、管理等常规功能，也具备数据记录、管理、查询和统计等功能

5 具备患者床边视频会议功能，该功能便于专家与申请医生和患者进行远程互动式的交流

6 具备专家远程实时控制视频云台的功能，通过该云台，专家可对患者进行多角度观察并快速切换画面

图5-18 远程重症监护的基本功能

（10）远程病理诊断

远程病理诊断的基本功能如图5-19所示。

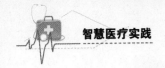

1	具备申请与预约功能
2	具备病理切片数字化扫描功能，病理切片可转换成数字切片
3	具备虚拟数字切片的放大、缩小、标记等后处理功能
4	具备病理图文报告的书写、发布、保存以及记录的查询等功能
5	具备患者信息上传、报告下载等功能
6	具备相关数据统计、服务评价等功能

图5-19 远程病理诊断的基本功能

（11）远程手术示教

远程手术采用病理切片数字化扫描技术，将病理切片转换成由完整数字图像组成的虚拟数字切片。观察病理切片的全自动显微镜必须符合国家医疗器械的管理条例。远程病理会诊平台支持对虚拟数字切片进行缩放操作，支持对关键图的标记、保存，支持病理图文报告的书写和发布。病理切片扫描、患者信息上传、专家会诊、报告下载都在远程病理会诊平台上进行操作和管理。远程病理会诊平台的基本功能如下：

① 具备申请与预约、服务评价等功能；

② 具备存储、回放和管理高质量手术的音视频等功能；

③ 具备实时直播、刻录手术实况的功能；

④ 具备与医学专家实时交互的功能；

⑤ 具备远程微控功能。

5.2.2.3 运维功能

运维功能主要包括注册管理（患者、专家、机构等）、业务支撑、运行维护、安全保障等。运维功能是整个系统的支撑，用于保障远程医疗业务和远程医疗监管业务的开展，具体见表5-14。

表5-14 运维功能

序号	功能	说明
1	注册管理	该功能面向服务体系架构，国家级远程医疗服务与资源监管中心、省级远程医疗服务与资源监管中心已实现各医院的信息资源的注册服务功能和消费服务功能，并且通过该功能为各医院提供集成的远程医疗应用，实现各医院远程医疗服务资源的全网智能查询和调用
2	业务支撑	采用多层系统结构设计，面向远程医疗业务应用提供即时通信、远程协作、服务管理、呼叫中心、信息共享交换、财务管理等支撑功能，使跨地区、跨医院的远程医疗信息系统的信息交互成为可能
3	运行维护	为远程医疗信息系统提供可靠的运行保障，提供信息系统的运维监控、系统日志、系统备份等功能
4	安全保障	远程医疗信息系统提供用户身份认证、系统角色、操作权限、操作审计、数据加密传输等功能，以确保系统的数据安全、应用安全和通信安全

5.2.3　信息资源架构

5.2.3.1　远程医疗信息系统的资源库

远程医疗信息系统的资源库是远程医疗信息化建设的基础，应具备支撑远程医疗服务过程中的科学决策，提高多级卫生部门、各医院开展远程医疗高效协同的能力。远程医疗信息系统的资源库一方面要从各个医院采集和接收业务数据和监管数据；另一方面要实现数据存储、管理、分析、统计及展现等功能。远程医疗信息系统的资源库架构如图 5-20 所示。

远程医疗信息系统的资源库包括结构化数据、非结构化数据、应用服务资源等。按照统一规划、重点建设的思想，卫生医疗部门建立国家级远程医疗信息系统的资源库和省级远程医疗信息系统的资源库，可实现各区域的医院资源接入省级远程医疗服务与资源监管中心，省级远程医疗服务与资源监管中心的信息资源接入国家级远程医疗服务与资源监管中心。远程医疗信息系统的资源库的功能见表 5-15。

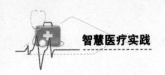

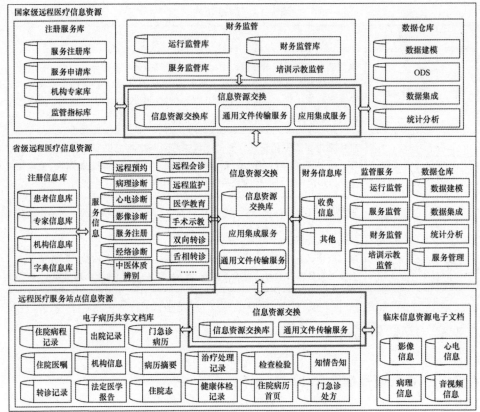

图5-20 远程医疗信息系统的资源库架构

表5-15 远程医疗信息系统的资源库的功能

序号	信息库名	功能
1	国家级远程医疗信息系统的资源库	包括注册服务信息资源、服务监管信息资源、数据仓库信息资源和信息交换资源： ① 注册服务信息资源主要是围绕省级远程医疗服务与资源监管中心的可共享的注册资源，支撑跨区域远程医疗工作的管理协调； ② 服务监管信息资源主要是围绕区域远程医疗工作的监督和管理资源，支撑跨区域远程医疗工作的效能建设； ③ 数据仓库信息资源主要是围绕辅助决策的数据统计分析服务资源提供支撑； ④ 信息交换资源支撑国家级远程医疗服务与资源监管中心与各省级远程医疗服务与资源监管中心之间信息的上通下达，以及各省级远程医疗服务与资源监管中心之间信息的互联互通

（续表）

序号	信息库名	功能
2	省级远程医疗信息系统的资源库	包括注册信息资源、服务信息资源、财务信息资源、数据仓库信息资源、信息交换资源： ① 注册信息资源主要围绕注册资源，支撑区域远程医疗工作的基础信息管理； ② 服务信息资源主要围绕远程医疗服务的信息资源，支撑区域内远程医疗服务； ③ 数据仓库信息资源主要支撑区域远程医疗业务的监督统计分析服务； ④ 信息交换资源支撑国家级远程医疗服务与资源监管中心的信息的上通下达，以及区域内各医院信息平台的信息的互联互通
3	医院信息平台	医院信息平台将结构化数据和非结构化数据封装成标准规范的信息资源，并通过消息机制自动将这些资源传送至服务与资源监管中心，实现和服务与资源监管中心的信息交换
4	远程医疗协作平台	通过信息标准化改造，各地构建基于远程医疗标准与规范的远程医疗协作平台。该平台实现远程系统内部数据的标准化转换并完成数据上传，从而保证数据的标准性、完整性和安全性

5.2.3.2 远程医疗信息的数据流

远程医疗信息涉及国家级远程医疗服务与资源监管中心、省级远程医疗服务与资源监管中心、远程医疗服务站点和国家卫生信息平台、省级卫生信息平台、区域卫生信息平台的相关信息资源，交换模式如图5-21所示。

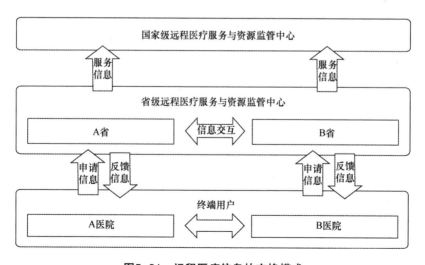

图5-21 远程医疗信息的交换模式

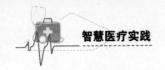

国家资源监管中心覆盖各省级资源监管中心，省级资源监管中心将服务信息上报至国家资源监管中心，主动接受国家监管。省级资源监管中心在国家资源监管中心注册监管信息、医疗信息资源，国家资源监管中心动态实时地监管省级资源监管中心的服务资源和服务过程。

区域服务是区域连接属地医院站点的枢纽，区域通过远程医疗信息系统实现区域内各站点远程医疗服务。各站点通过服务注册、服务申请与省级服务中心的医院站点进行资源信息、远程医疗服务信息的交互。

跨区域远程医疗服务是实现国家级医疗服务协调的驱动力，也是实现国家服务注册申请、区域间直接信息交互的应用模式。省级资源监管中心可查找国家资源监管中心的注册信息，并可通过跨区域远程医疗服务调用其他各省的数据。

5.2.4　技术架构

远程医疗信息系统的技术架构主要包含 5 个层次，即应用层、服务层、资源层、交换层和接入层，如图 5-22 所示。

远程医疗信息系统与区域卫生信息平台实现了互联互通。已经建设了区域卫生信息平台的地区，在建设远程医疗信息系统时，可直接调用患者 / 个人、服务站点、专家等的注册信息；未建设区域卫生信息平台的地区，需要先在远程医疗信息平台中构建患者 / 个人、服务站点、专家等的注册服务模块，以便与区域卫生信息平台进行对接时保持信息一致。

5.2.4.1　应用层

远程医疗信息系统的应用层由远程医疗服务应用和远程医疗监管两部分（模块）组成。远程医疗服务应用可实现远程会诊、远程影像诊断、远程中医经络诊断、远程心电诊断、远程重症监护、远程手术示教、远程中医体质辨识、远程医学教学等服务；远程医疗监管模块可实现对各级远程医疗系统运营情况的监管。

5.2.4.2　服务层

远程医疗信息系统的服务层包括注册服务、远程服务、统一通信服务、存储服务和电子病历档案服务。服务层通过远程医疗数据传输对象与远程医疗业务逻辑层直接交互，实现了系统业务逻辑的处理。服务间的消息交换和消息传输贯穿各个服务层，服务间的消息交换需要基于通用的交换标准。

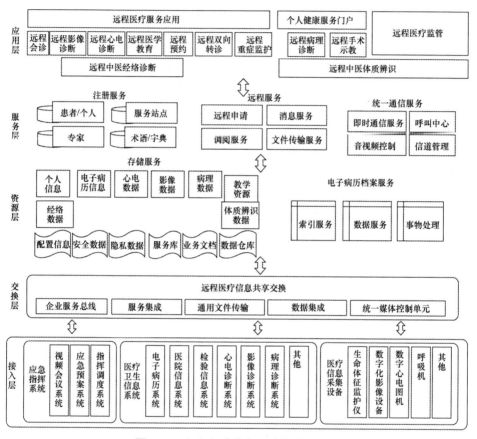

图5-22 远程医疗信息系统的技术架构

5.2.4.3 资源层

远程医疗信息系统的资源层包括结构化数据、非结构化数据、结构化文档数据和应用服务资源等。这些资源主要用于支撑跨区域远程医疗工作的管理协调；支撑跨区域远程医疗工作的效能建设；支持开展数据统计分析服务；为国家级远程医疗服务与资源监管中心与各省级远程医疗服务与资源监管中心，以及各省级远程医疗服务与资源监管中心之间的信息的互联互通提供服务。

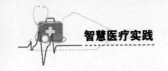

5.2.4.4　交换层

远程医疗信息系统的交换层包括企业服务总线、服务集成、通用文件传输、数据集成和统一媒体控制单元。信息交换层根据业务流程，通过数据接口与其他信息系统交换数据，实现信息共享、数据上报等。交换层主要满足临床信息跨医院、跨区域的交换和协同应用的需求。

远程医疗信息的交换层主要进行医疗服务资源的注册、申请、授权、管理、监控，实现基于服务的信息资源的共享；满足业务信息采集的需求，并对外部系统提供基于文件的数据交换服务；满足远程医疗数据仓库建设过程中的数据采集、加工、转换处理的数据集成的需求；满足音视频信息的跨医院、跨区域交互的需求。

5.2.4.5　接入层

远程医疗信息系统的接入层包括应急指挥系统、医疗卫生信息系统和医疗信息采集设备。

（1）应急指挥系统

远程医疗信息系统与应急指挥系统对接，提供现场和救治过程中的音视频动态信息，实现突发事件中的信息共享与处置联动，既可使患者通过远程视频获得诊治，也可帮助医护人员随时向指挥中心汇报患者的最新情况。

（2）医疗卫生信息系统

医疗卫生信息系统主要包括电子病历系统、医院信息系统、检验信息系统、心电诊断系统、影像诊断系统、病理诊断系统和其他医疗信息系统。远程医疗信息系统与医疗卫生信息系统对接，实现跨医院之间的信息共享、业务协同；提供远程医疗监管与业务服务的实时信息，共享原有健康档案和电子病历信息等。

（3）医疗信息采集设备

医疗信息采集设备主要包括生命体征监护仪、数字化影像设备、数字心电图机、呼吸机和其他医疗信息采集设备。这些设备主要用于采集患者的生命体征、血糖、血压等数据。

5.3　远程医疗信息系统的服务站点的建设

　　根据国家级远程医疗服务与资源监管中心、省级远程医疗服务与资源监管中心、远程医疗应用系统等的需求，各省级医院服务站点、各市级医院服务站点、基层医疗卫生机构服务站点需要配置相应的图像采集设备、音视频终端、医疗数据采集和显示设备以及医生工作站。各级医疗机构作为远程医疗终端站点，承担实施与承载各项医疗服务、进行各类医疗信息交互、共享各类医疗资源的工作，同时要保障业务活动中的服务质量与医疗安全。考虑系统未来的发展，系统架构需满足未来扩容的需要，具体如图 5-23、图 5-24、图 5-25 所示。

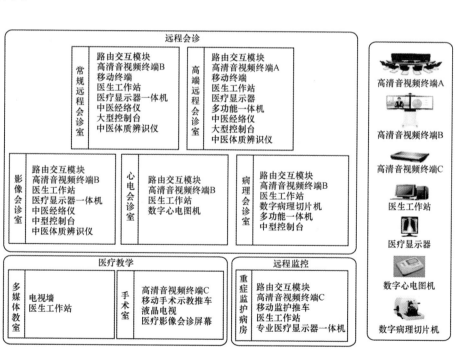

图5-23　省级医院服务站点的硬件配置

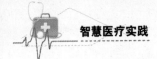

高配市级医院服务站点	多功能远程会诊室	路由交互模块 高清音视频终端B 医生工作站 专业医疗显示器 数字心电图机 数字病理切片机 多功能一体机 大型控制台 中医体质辨识仪	影像会诊室	路由交互模块 高清音视频终端D 液晶电视机 医生工作站 医疗显示器一体机 中医经络仪 小型控制台 中医体质辨识仪	心电会诊室	路由交互模块 高清音视频终端D 液晶电视机 医生工作站 数字心电图机
病理会诊室		路由交互模块 高清音视频终端D 液晶电视机 医生工作站 数字病理切片机 多功能一体机 小型控制台	重症病房	路由交互模块 高清音视频终端C 移动监护推车 医生工作站 医疗显示器一体机	多媒体教室	电视墙 医生工作站
低配市级医院服务站点	多功能远程会诊室	路由交互模块 高清音视频终端B 医生工作站 医疗显示器 数字心电图机 胶片扫描仪 数字病理切片机 多功能一体机 中医经络仪 中型控制台 中医体质辨识仪	重症病房	路由交互模块 高清音视频终端C 移动监护推车 医生工作站 医疗显示器一体机	多媒体教室	电视墙 医生工作站

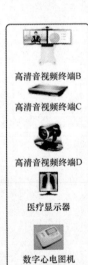

高清音视频终端B

高清音视频终端C

高清音视频终端D

医疗显示器

数字心电图机

数字病理切片机

胶片扫描仪

图5-24　市级医院服务站点的硬件配置

高配县级医院服务站点	多功能远程会诊室	路由交互模块 高清音视频终端B 医生工作站 医疗显示器 数字心电图机 胶片扫描仪 中医经络仪 中型控制台 中医体质辨识仪 多功能一体机	影像会诊室	路由交互模块 高清音视频终端D 液晶电视机 医生工作站 医疗显示器一体机 中医经络仪 小型控制台 中医体质辨识仪	心电会诊室	路由交互模块 高清音视频终端D 液晶电视机 医生工作站 数字心电图机 小型控制台
病理会诊室		路由交互模块 高清音视频终端D 液晶电视机 医生工作站 数字病理切片机 多功能一体机	重症病房	路由交互模块 高清音视频终端C 移动监护推车 医生工作站 医疗显示器一体机	多媒体教室	电视墙 医生工作站
低配县级医院服务站点	多功能远程会诊室	路由交互模块 高清音视频终端B 医生工作站 医疗显示器 数字心电图机 胶片扫描仪 数字病理切片机 多功能一体机 中医经络仪 中型控制台 中医体质辨识仪	基层医疗卫生机构服务站点	路由交互模块 高清音视频终端D 液晶电视机 医生工作站 数字心电图机 胶片扫描仪 中医经络仪 中型控制台 中医体质辨识仪	远程会诊室	

高清音视频终端B

高清音视频终端C

高清音视频终端D

医疗显示器

数字心电图机

数字病理切片机

胶片扫描仪

图5-25　县级医院和基层医疗卫生机构服务站点的硬件配置

5.3.1 远程会诊申请系统

5.3.1.1 应用场景

远程会诊申请系统的应用场景见表5-16。

表5-16 远程会诊申请系统的应用场景

序号	应用场景	说明
1	远程影像会诊	基于患者的CT、MR、X光片等疑难影像资料，实现异地影像专家的诊断咨询并生成诊断报告，从而为患者的及时诊断和就地治疗或转院争取时间
2	远程心电会诊	基于患者的心电资料，实现异地心电专家的诊断咨询并生成诊断报告，从而为患者的及时诊断和就地治疗或转院争取时间
3	远程病理会诊	基于患者的数字化病理切片资料，实现异地病理学专家的诊断咨询并生成诊断报告，从而为患者的及时诊断和就地治疗或转院争取时间
4	远程中医经络会诊	基于患者的五脏六腑辨证经络资料，实现远端专家的经络诊断咨询并生成诊断报告，从而为患者的及时诊断和就地治疗或转院争取时间
5	远程中医体质辨识会诊	基于中医体质辨识仪测出的患者数据，实现异地中医专家的诊断咨询并生成诊断报告，从而为患者的及时诊断和就地治疗或转院争取时间
6	多功能远程会诊	实现多个会诊场景协同使用

5.3.1.2 功能描述

远程会诊申请系统支持患者的远程就诊申请、病历上传与查询、会诊安排及结果查看等功能。

远程会诊申请系统还支持以下功能：对会诊专家的信息查询，其中包括专家的姓名、照片、单位名称、科室、职称、职务、特长等；提交和查询患者的病历资料，其中包括患者的基本信息、初步诊断结果、病程记录、影像、心电、经络、舌相、体质辨识、检验、病理等数据；与远程影像、心电、病理、经络、舌相、体质辨识等专科诊断系统互通。

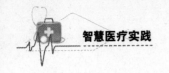

5.3.2 专用远程会诊室

5.3.2.1 应用场景

专用远程会诊室是利用成熟的视讯产品对接医院信息系统及常用检查设备，本地医生能够与远程的专家、患者进行交流，完成病历分析、病情诊断，进一步确定治疗方案。专用远程会诊室分为常规远程会诊室和高端远程会诊室，具体如图 5-26 所示。

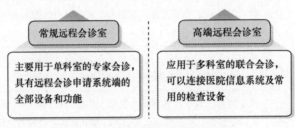

图5-26　专用远程会诊室的分类

5.3.2.2 功能描述

根据不同的应用场景以及不同的实现技术，常规远程会诊室和高端远程会诊室的功能也有所不同，具体见表 5-17。

表5-17　专用远程会诊室的功能

序号	会诊室名称	功能
1	常规远程会诊室	① 可容纳一位或两位专科专家进行远程会诊； ② 配置视频会诊设备、医生工作站和医疗显示屏，视频会诊设备具有双流高清晰、高帧率显示能力，支持实时高清完整地展示患者的静态数据和动态检查数据，清晰呈现远端患者的影像，如气色、神态等，使专家能清晰地观察患者的面色、舌苔等； ③ 能通过触摸屏一键打开或关闭远程会诊室的设备； ④ 能预先定义常用申请端，快速启动点对点或者点对多点远程会诊； ⑤ 能够直接通过拨号盘拨打某一申请端的号码，接通后开始远程会诊； ⑥ 能够在管理系统中定义多个常用的远程会诊模板，并快速启动点对点或者点对多点的远程会诊； ⑦ 支持通过统一维护管理界面进行设备的参数配置和状态监控

（续表）

序号	会诊室名称	功能
2	高端远程会诊室	① 可容纳最多6位专家进行远程会诊，并可实现远程影像、远程心电、远程病理专科会诊以及多科室联合会诊； ② 支持实时、高清、完整地展示患者的静态数据和动态检查数据，清晰呈现远端患者的影像，如气色、神态等，使专家能清晰地观察患者的面色、舌苔等； ③ 通过触摸屏一键打开或关闭高端专家会诊室的设备，如显示屏、核心编解码器、专用摄像机、桌面翻转屏等； ④ 能预先定义常用申请端，快速启动点对点或者点对多点的远程会诊； ⑤ 能够直接通过拨号盘拨打某一申请端的号码，接通后开始远程会诊； ⑥ 能预先定义多个群组（含其他专家会诊室及重症监护室等），并召集群组中所有的成员共同进行远程会诊； ⑦ 能够在管理系统中定义多个常用的远程会诊模板，并快速启动点对点或者点对多点的远程会诊； ⑧ 支持屏幕声控切换和会场声控切换两种方式； ⑨ 支持通过统一的维护管理界面进行设备的参数配置和状态监控； ⑩ 支持通过Web界面预览会诊远端的会场图像； ⑪ 支持通过遥控器或Web界面配置高清摄像机的曝光模式、白平衡和降噪等参数； ⑫ 支持网络诊断功能，诊断后自动输出诊断报告

5.3.3　远程重症监护系统

5.3.3.1　应用场景

远程重症监护系统通过在重症监护病房部署视频设备和医疗数据采集器，实现远程监护的功能。远程监护点与病房建立视频会议，病房的全景信息（如患者的神情状态）以及患者的监控检测数据都可实时高清地被传送到远程监护点，这样，在有效监护的同时也可减少对患者的打扰。

5.3.3.2　功能描述

远程重症监护系统的功能如下：

① 用户能够通过触摸屏一键打开或关闭显示屏、核心编解码器、专用摄像机和桌面翻转屏等；

② 可通过触摸屏实时启动点对点或者点对多点的远程监护或会诊；

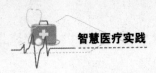

③ 能够直接通过拨号盘拨打某一专家会诊室的号码，接通后实现远程重症监护；

④ 可在管理系统中定义多个常用的应用场景模板，快速实现远程会诊、重症监护及远程探视等功能；

⑤ 支持通过统一的维护管理界面进行设备的参数配置和状态监控。

5.3.4 手术示教系统

5.3.4.1 应用场景

手术示教系统专为远程手术示教设计，该系统负责采集和显示手术室内医疗设备（如生命体征监护仪、内窥镜、呼吸机）的视频信号及数据，配合录播系统，有效地实现远程手术示教。

5.3.4.2 功能描述

手术示教系统的功能如下：

① 采集和显示手术室内医疗设备（如生命体征监护仪、内窥镜、呼吸机）的信号和数据；

② 同时触控切换 1 ～ 4 个画面的医疗数据信息，满足手术过程中多路医疗影像及数据的同步呈现的需求；

③ 手术全景和医疗数据信息可同时达到 1080P30 双流的视频效果，为远程手术观摩和手术示教提供高质量的视频保障；

④ 具有功能强大的录播系统，可有效地实施远程手术示教；

⑤ 可自由地根据需要调控摄像机视角和屏幕高度，以满足各类手术场景的需要。

5.3.5 多媒体示教系统

5.3.5.1 应用场景

多媒体示教系统专为远程医疗教学、远程手术示教和远程医疗学术交流而设计。

5.3.5.2 功能描述

多媒体示教系统的功能如下：

① 实时参与到多方远程会诊、重症监护中，实现实时现场教学；

② 可与手术示教系统配合，实现手术示教；

③ 可与录播系统配合，实现远程会诊、重症监护及手术等多种场景的回放教学；

④ 支持实时的、高清的、全过程的音视频录制及课件录制，方便直播和点播。

5.3.6 教学点播系统

5.3.6.1 场景描述

教学点播系统可实现课堂外的教学，从而扩大教学规模，降低教学成本，为求知者提供时间分散、资源共享、交互式的学习新方式。远程医学培训教室应部署高清的视讯终端，提供专用的高清摄像头、麦克风、液晶显示器和投影系统等，同时支持通过教学操作终端点播和学习的教学课件。

5.3.6.2 功能描述

教学点播的功能如下：

① 支持实时直播、同步录制以及在线点播；

② 支持 1080P 双流录制，最大支持同时 30 组 1080P30 会议的录制以及 300 路用户在线点播；

③ 支持浏览器免插件的直播和点播；

④ 支持在 PC 浏览器上预览录播图片和文字索引；

⑤ 支持直播、点播过程中主辅流和声音的同步播放；

⑥ PC 浏览器在进行直播、点播时，可对画面布局进行切换；

⑦ 支持管理员和用户登录鉴权，并支持用户分组设置和权限设置。

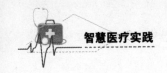

5.4 远程医疗信息系统的部署模式

远程医疗信息系统采用的部署模式为集中式和分布式两种。在系统设计与建设过程中，相关人员可视情况采用任意模式，但要充分发挥其优点，避免其缺点。

5.4.1 集中式部署模式

集中式部署模式是指将数据资源软件系统和硬件设备在地理位置上集中存储和安装的模式。该部署模式的优缺点如图 5-27 所示。

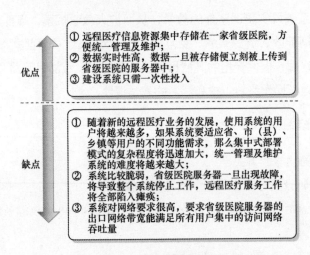

优点
① 远程医疗信息资源集中存储在一家省级医院，方便统一管理及维护；
② 数据实时性高，数据一旦被存储便立刻被上传到省级医院的服务器中；
③ 建设系统只需一次性投入

缺点
① 随着新的远程医疗业务的发展，使用系统的用户将越来越多，如果系统要适应省、市（县）、乡镇等用户的不同功能需求，那么集中式部署模式的复杂程度将迅速加大，统一管理及维护系统的难度将越来越大；
② 系统比较脆弱，省级医院服务器一旦出现故障，将导致整个系统停止工作，远程医疗服务工作将全部陷入瘫痪；
③ 系统对网络要求很高，要求省级医院服务器的出口网络带宽能满足所有用户集中的访问网络吞吐量

图5-27 集中式部署模式的优缺点

5.4.2 分布式部署模式

医疗机构若原有许多应用系统，且功能完善，此时可采用分布式部署模式，在保留原有应用系统不变的前提下实现资源整合。

分布式部署模式是指结合实际情况在不同省级三甲医院、市（县）医院分散存储和安装数据资源软件系统和硬件设备，然后利用计算机网络，把这些分布在各地的数据资源软件系统和硬件设备联系到一起，实现互相通信和数据交换共享。各级用户的数据先存储到本级系统中，然后通过专网交换到上级系统，最终完成数据交换。

分布式部署模式的优缺点如图 5-28 所示。

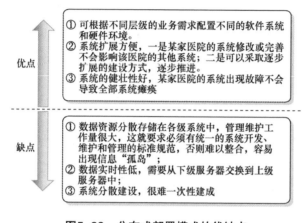

优点
① 可根据不同层级的业务需求配置不同的软件系统和硬件环境。
② 系统扩展方便，一是某家医院的系统修改或完善不会影响该医院的其他系统；二是可以采取逐步扩展的建设方式，逐步推进。
③ 系统的健壮性好，某家医院的系统出现故障不会导致全部系统瘫痪

缺点
① 数据资源分散存储在各级系统中，管理维护工作量很大，这就要求必须有统一的系统开发、维护和管理的标准规范，否则难以整合，容易出现信息"孤岛"；
② 数据实时性低，需要从下级服务器交换到上级服务器中；
③ 系统分散建设，很难一次性建成

图5-28 分布式部署模式的优缺点

第6章

健康医疗大数据及其平台的建设

健康医疗大数据是指与健康医疗相关、满足大数据基本特征的数据集合，是国家重要的基础性战略资源，现正快速发展成为新一代信息技术和新型健康医疗服务的新业态。

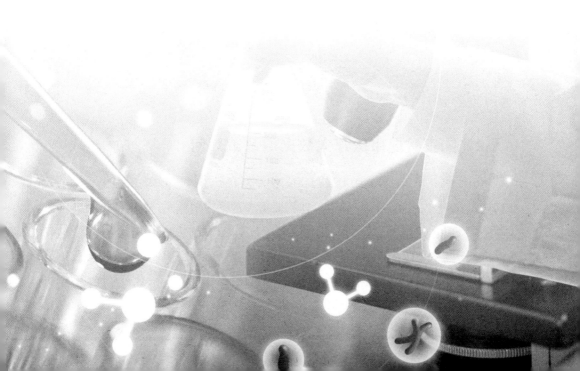

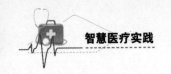

6.1 健康医疗大数据

6.1.1 健康医疗大数据的由来

我国医疗卫生服务信息化推进过程中将产生大量的医疗数据。这些数据主要来源于医疗业务活动、健康体检、公共卫生等 9 个医疗卫生领域。数据内容包括来自医院的大量电子病历、区域卫生信息平台采集的居民健康档案等，这其中有大量的非结构化 / 半结构化的数据。健康医疗大数据的来源如图 6-1 所示。

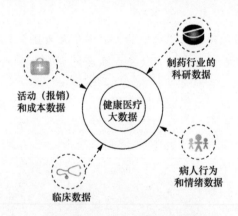

图6-1　健康医疗大数据的来源

6.1.2 国家对健康医疗大数据的政策导向

2015 年 8 月，国务院印发《促进大数据发展行动纲要》，明确提出实施公共服务大数据工程，建设医疗健康管理和服务大数据应用体系；2016 年 6 月，国务院办公厅印发《关于促进和规范健康医疗大数据应用发展的指导意见》（以下简称《意见》），将健康医疗大数据定义为国家重要的基础战略资源，并把健康医疗大数据应用发展纳入国家大数据的战略布局，为打造健康中国提供有力支撑；国家出台专项政策、组建国有企业、规划数据中心应用试点等支持健康医疗大数据产业的持续发展。《意见》指出，坚持以人为本、创新驱动，规范有序、安全可控，开放融合、共建共享的基本原则，以保障全体人民健康为出发点，大力推动政府健康医疗信息系统和公众健康医疗数据互联融合、开放共享，积极营造促进健康医疗大数据安全规范、创新应用的发展环境。2020年，建成了国家医疗卫生信息分级开放应用平台，依托现有资源建成100个区域临床医学数据示范中心，基本实现城乡居民拥有规范化的电子健康档案和功能完备的健康卡，适应国情的健康医疗大数据应用发展模式基本建立，健康医疗大数据产业体系初步形成，人民群众得到更多实惠。

6.2 健康医疗大数据平台

6.2.1 基于医疗卫生活动全过程的健康医疗大数据平台

我国医疗卫生服务体系的总体布局如图6-2所示。

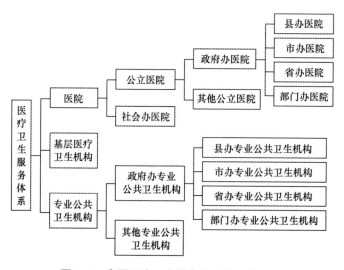

图6-2 我国医疗卫生服务体系的总体布局

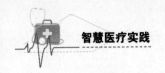
健康医疗大数据平台应以患者的个人生命全周期、个人健康全周期、医疗卫生服务、医药供应链所产生的大数据源为主，以支持个人、医疗卫生服务机构、医药生产经营企业、医疗卫生管理机构、医疗保险机构、公共卫生服务机构、医药监管机构等的业务大数据应用为主要应用场景，具体如图6-3所示。

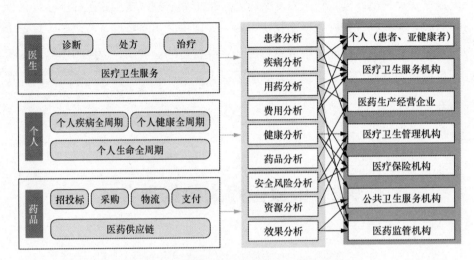

图6-3　健康医疗大数据平台的应用场景

6.2.2　健康医疗大数据平台的服务对象

6.2.2.1　各级医院自身的应用

医院的核心业务每天会产生大量的医疗数据，这些数据具有丰富的价值，经过数据挖掘等手段的分析，可为医院的管理者提供参考依据。健康医疗大数据平台对各级医院数据进行分析的项目见表6-1。

表6-1　各级医院自身应用的数据分析项目

序号	项目	说明
1	临床决策支持分析	大数据分析将使临床决策支持系统更加智能，这得益于对非结构化数据分析能力的日益加强。例如，我们可以利用图像分析和识别技术，识别医疗影像数据，或者挖掘医疗文献数据建立医疗专家数据库，从而为医生提出诊疗建议

（续表）

序号	项目	说明
2	就诊人数及走势分析	使医院管理人员及时准确地了解各科室的工作量，合理安排工作及进行人员分配
3	药品材料消耗及供应商分析	指导医院的相关人员进行采购
4	医疗能力分析	使医院各级领导及时准确地了解各科室的医疗能力情况，重点关注治愈率和好转率
5	医疗效率分析	分析人均住院时间、人均治疗时间等，对各科室的效率进行分析
6	库存分析	用于了解西药、中药、材料的库存情况，指导资源的使用
7	医疗质量分析	包括对门诊质量、住院质量、检验质量等的分析
8	医疗数据可视化分析	根据医疗服务提供方设置的操作和绩效数据集，相关人员可以进行数据分析并创建可视化的流程图和仪表盘，实现信息透明。医院使用流程图的目的是识别和分析临床变异和医疗废物的来源
9	医学图像挖掘分析	医学图像是通过人体内不同器官和组织对X射线、超声波、光线等的散射、透射、反射和吸收的不同特性而形成的，它可诊断人体骨骼、内脏器官是否有疾病和损伤
10	脱氧核糖核酸（Deoxyribonucleic Acid，DNA）分析	人类基因组计划的开展，产生了巨量的基因组信息，区分DNA序列上的外显子和内含子成为基因工程中对基因进行识别和鉴定的关键。使用有效的数据挖掘方法可从大量的生物数据中挖掘有价值的知识，提供决策支持
11	合理用药应用分析	为临床医药卫生技术人员提供了一个有效掌握、方便查询、可利用价值高的权威信息源，实现了医疗专业人员对临床药物信息的有效掌握和利用，提高了临床人员的合理用药专业水平
12	医疗质量/效率分析	分析全院医疗质量、医疗效率的完成情况，如各项指标的同比、环比、差异值等情况及趋势情况的对比分析；通过智能钻取分析，相关人员可以详细查看每个科室、每位员工各项指标的同比、环比、差异率、增长率等情况。院领导可以了解每个科室、每位员工的工作完成情况，加强管理，推动医疗质量与医疗安全工作的稳步提升，从而为患者提供优质、满意的医疗服务

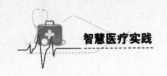

序号	项目	说明
13	不同病种分析	分析医院某个病种治疗的各项指标信息，其中包括治疗人次、治疗人次占比、总费用、药品费用、人均费用、药占比、平均住院天数等信息，为医院学科研究、临床路径优化等提供详细的数据
14	临床路径优化分析	利用大数据分析手段对医院自身的临床路径进行优化分析，对医院常见的疾病建立一套标准化治疗模式与治疗程序，对疾病治疗、检验检查项目、顺序和时限等进行规范

6.2.2.2　基层医疗机构自身的应用

通过对患者档案的大数据分析，相关人员可以确定哪些人是某类疾病的易感人群，从而使他们尽早接受预防性干预，帮助患者选择恰当的治疗方案。

EMR 系统以电子化的方式记录患者的就诊信息，如病程记录、检查检验结果、医嘱、手术记录、护理记录等。数百万个、千万个病历汇集在一起，医疗机构利用大数据对其进行挖掘后，可帮助患者选择最佳的治疗方案。

6.2.2.3　区域医疗联合体的应用

区域医疗联合体是将同一区域内的医疗资源整合在一起，通常由一个区域内的三级医院与二级医院、社区医院、村医院组成。目的是小病在一二级医院解决，大病能够及时转往三级医院。

区域医疗联合体的建设目的见表6-2。

表6-2　区域医疗联合体的建设目的

序号	建设目的	说明
1	建立区域统一的医疗卫生资源	信息化的医疗模式以病患为中心，可使不同层级的医院、医疗管理部门以及患者之间能够在信息资源共享的条件下，实现跨组织、高效率的网络交流和协调配合。通过统一的信息化平台，患者、医疗服务提供者和政府管理机构可以逐步建立起相互信赖的关系，医疗机构还可降低成本，优化医疗服务资源配置

（续表）

序号	建设目的	说明
2	实现区域信息协作与多方共赢	通过信息服务平台，各卫生机构可以更加便利地进行信息共享和分工协作。对医疗机构而言，该平台方便了医生诊疗，同时提高了医疗质量；对科研机构而言，该平台为对医学科学专题研究等提供了有效的信息获取来源；对于卫生管理机构而言，该平台在降低市民医疗支出的同时也减少了大型检查设备重复投资造成的浪费；对公共卫生应急保障机构而言，该平台能及时监控到异常及突发病例情况，使得卫生管理机构能对类似情况进行预防与管理
3	减少重复投资和降低建设成本	区域医疗信息共享方式打破了传统的条块分割，为医疗卫生资源的共享开辟了一条新路。经过授权的各医院及卫生机构可以从统一的平台提取、更新、保存信息。这种"区域政府主导、第三方平台共享"的医疗协同模式的好处是以区域为中心，直接共享，影响范围大，减少了重复投资，降低了建设的成本
4	提高医疗机构的服务质量	① 提升医疗机构的整体形象； ② 开源节流，查缺补漏，实现对人、财、物的规范化管理； ③ 提供辅助决策支持，降低管理成本； ④ 医疗行为得到规范，在加速培养高水平医务人员上发挥了极大的作用； ⑤ 使业务更加透明化，减少了医疗纠纷
5	解决区域内看病"难"和"贵"的问题	① 远程会诊、远程预约挂号、远程代理检验、远程查询、远程医疗咨询等可为百姓就医大大提供方便，从而缓解看病"难"的问题； ② 市民可以对自己的健康档案进行管理与利用，从而为其自我保健提供了强有力的支持，可有效避免重复检查治疗； ③ 双向转诊、信息共享给患者带来更多的便利和实惠

　　医疗大数据解决方案在区域医疗中的功能包括基本服务、数据分析服务及依从性管理，具体如图 6-4 所示。

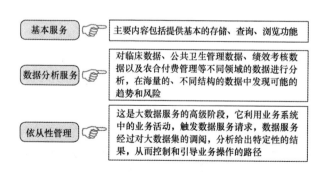

图6-4　医疗大数据解决方案在区域医疗中的功能

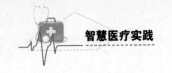

6.2.2.4　医疗卫生机构的合规应用

大数据精细化分析可用于科学合理地评估医疗费用及质量，从而为包括总额控制在内的多种支付方式提供支持。

医疗费用评估的一大难点在于医疗服务缺乏标准化。以心脏支架手术为例，患者手术前需要进行什么样的检查化验、手术过程中需要什么样的麻醉方式、手术中需要使用什么样的支架及放置的数量、术后康复期需要住院多长时间、出院后复诊需要做些什么等，在不同患者间差异巨大，因此仅比较单一的诊疗项目或药品费用与总费用并无相关性，意义不大。所以，技术上的难点在于将同一问题的所有相关诊疗项目与用药情况关联起来，这就涉及专业的分组方法，如用于住院费用的诊断相关分组等。

在医疗费用分析中，重要的概念为"危重风险调整"。患者个体的差异，如年龄、性别、并发症等，会对费用的多少产生很大的影响。举例来说，医疗机构收治糖尿病患者，三级医院的人均医疗费用往往比一级、二级医院的费用高很多，但是据此得出结论说明三级医院的费用比一级医院高是不合适的，因为这里没有考虑到患者的危重情况。事实上，三级医院由于医疗水平高，收治的危重患者较多，导致治疗同一疾病的费用比一级、二级医院偏高。那么在这种情况下，我们应该如何比较不同级别医院的费用？如何比较同级别的不同医院的费用呢？这就需要引入"危重风险调整"机制，即根据年龄、性别、合并症等诸多因素评估患者的危重程度，然后根据危重风险因子调整医疗费用，经过危重风险调整后得到的医疗费用才有可比性。

费用评估对医疗保险机构而言固然重要，但单一的费用指标本身不能作为衡量医疗机构的唯一标准。与费用评估相辅相成的是医疗质量的评估，高质量的医疗服务除了对患者疾病管理及健康维护至关重要外，在从根本上控制今后长期的医疗费用方面也是不可或缺的。

衡量医疗质量可以从以下两方面评估：一方面对医疗过程进行评估，这需要庞大的临床规则知识库，以准确判定在不同疾病管理中该做什么、不该做什么，用药合理性分析中的药物间相互反应的监测、用药剂量及用药相关检查的指标也可以归为医疗过程评估；另一方面对医疗结果进行评估，比如手术不良事件发生率及可避免再住院率等。

科学合理的评估医疗费用与质量的手段，使得医保机构与商业保险公司能有效地对医疗机构进行综合管理，同时支持包括总额控制、单病种付费、按绩效付费等各类支付方式改革的实施，从而真正达到在保证质量的基础上控制费用的目的。

6.2.3 患者治疗应用服务

患者治疗应用服务涉及的项目如图 6-5 所示。

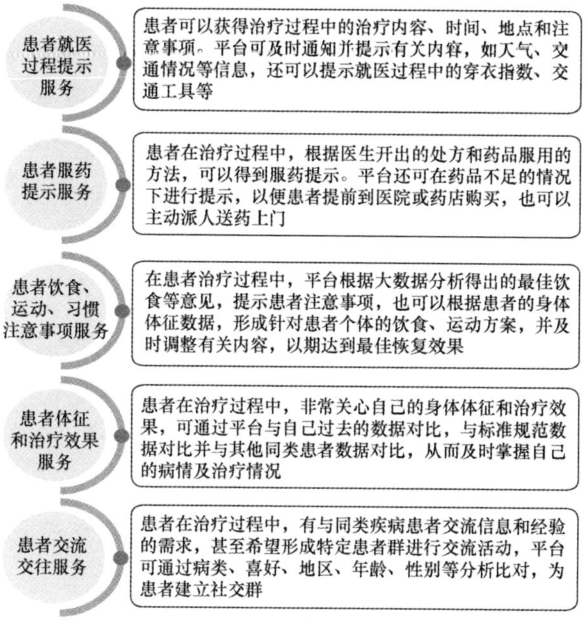

患者就医过程提示服务	患者可以获得治疗过程中的治疗内容、时间、地点和注意事项。平台可及时通知并提示有关内容，如天气、交通情况等信息，还可以提示就医过程中的穿衣指数、交通工具等
患者服药提示服务	患者在治疗过程中，根据医生开出的处方和药品服用的方法，可以得到服药提示。平台还可在药品不足的情况下进行提示，以便患者提前到医院或药店购买，也可以主动派人送药上门
患者饮食、运动、习惯注意事项服务	在患者治疗过程中，平台根据大数据分析得出的最佳饮食等意见，提示患者注意事项，也可以根据患者的身体体征数据，形成针对患者个体的饮食、运动方案，并及时调整有关内容，以期达到最佳恢复效果
患者体征和治疗效果服务	患者在治疗过程中，非常关心自己的身体体征和治疗效果，可通过平台与自己过去的数据对比，与标准规范数据对比并与其他同类患者数据对比，从而及时掌握自己的病情及治疗情况
患者交流交往服务	患者在治疗过程中，有与同类疾病患者交流信息和经验的需求，甚至希望形成特定患者群进行交流活动，平台可通过病类、喜好、地区、年龄、性别等分析比对，为患者建立社交群

图6-5 患者治疗应用服务涉及的项目

6.2.4 个性化医疗服务的应用

1. 个性化药物应用

医疗机构基于对大型数据集（例如基因组数据）的分析可开展个性化治疗。大数据技术可帮助相关人员考察遗传变异、对特定疾病的易感性和对特殊药物的反应之间的关系，帮助相关人员在药物研发和用药过程中更好地考虑个人的遗传

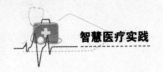

变异因素。在很多情况下，不同的患者用同样的诊疗方案但是疗效却不一样，部分原因是遗传变异，因此，医疗机构应针对不同的患者采取不同的诊疗方案，或者根据患者的实际情况调整药物的剂量，从而减少副作用。减少处方药量还可以降低 30%~70% 的医疗成本。

2. 个人健康管理应用

建立健康医疗大数据平台后，相关人员就可以利用大数据技术，对个人健康进行全生命周期的管理，实现在任何时间、任何地点都可以访问相关信息，从而保证健康信息的一致性和连续性。

健康管理领域中最需要解决的问题是如何及时发现身体的健康异常和重大疾病的风险预警。在传统情况下，医疗卫生部门会通过年度体检来实现这一要求，但是体检时间跨度大，地域的覆盖能力不够。目前，我们可通过可穿戴式设备实时发现自身身体异常，设备通过监测体征数据（如心率、脉率、呼吸频率、体温、热消耗量、血压、血糖、血氧、激素、身体质量指数、体脂含量）帮助用户进行健康管理。现阶段我们可以利用的体征数据传感器有以下 6 种。

① 体温传感器。

② 热通量传感器：用来监测热量的消耗能力，可以用于血糖辅助计算和新陈代谢能力的推算。

③ 体重计量传感器：用于计算身体质量指数。

④ 脉搏波传感器：用于推算血压、脉率等数据。

⑤ 生物电传感器：用于心电、脑电数据的采集，也可用于推算脂肪含量等。

⑥ 光学传感器：推算血氧含量和血流速。

设备初始会在一天中设定数十个检测点，只需累积 28 项检测结果即可形成个人初级模型。设备利用大数据技术对所产生的数据进行分析，汇总得出一个健康风险指数，用户可以看到自己的健康风险指数和同龄、同性别人群的平均风险指数，从而了解自己的健康风险在同龄人群中所处的位置；同时，利用大数据技术，设备会根据用户的实际情况进行调整，一旦数据显示异常，就会缩短检测间隔，反之则会拉长检测间隔，进行动态调整。

这些数值交叉分析的结果可以被用来分析用户现阶段的体质状况，进行健康风险评估，并可以结合数据给出几项关键活动（睡眠、饮食、运动和服药）的个性化改善建议，让用户的身体健康状况保持在一个稳定的状态。

6.2.5 慢性病预防治疗的应用（疾控中心）

中国的慢性病患者非常多。慢性病的发展分为两个阶段，一个为功能性病变阶段，另一个为器质性病变阶段。在功能性病变阶段，患者并没有特别的体征感受，而当进入器质性病变阶段的时候，患者会产生头晕、耳鸣等一系列症状。进入器质性病变阶段之后，慢性病的过程是不可逆的，患者需要终身服药。大数据分析被应用于慢性病预防与治疗中，有助于患者提前知晓病情，提前进行医疗处置，避免慢性病进入下一个阶段。

1. 慢性病检测、发现和预警服务

大数据分析及连续性的医疗监测数据的应用，不仅可以对慢性病进行预警，还可以为用户提供护理建议，比如最佳的用药时机、如何利用运动和睡眠来稳定病情等。

大数据结合可穿戴设备的方式有助于预警用户未来可能出现的疾病。因为人的健康变化一定会带来异常的体征波动，我们如果能够对体征进行持续性监测，同时又有大数据的对比，就有可能提前发现疾病。可穿戴式设备能够对人的血压、血糖、血氧、呼吸、心率、身体质量指数等进行持续性监测。

2. 慢性病诊断服务

医疗机构在慢性病诊断服务方面利用后端的大数据处理能力可降低边际成本：第一是在健康普查时，能够让70%的人群通过设备检查及时发现身体的异常，并进行疾病预警；第二是运用大数据分析技术，医生可以更快地进行相应的判断；第三是由于每个人的慢性病规律不同，通过连续体征的采集，用户可获悉最佳的用药时机。

3. 慢性病防控治疗服务

慢性病最重要的环节在于预防与管理，而管理的重点在于大数据。大数据可以助力慢性病的精细防控治疗，具体表现在以下4个方面。

① 国家层面可以依靠数据系统进行决策；

② 临床工作者可以参考大数据反映出的人口分布、治疗状况、流行病学特征等，进行有效的防控；

③ 更多移动的监测数据不仅能作为个体的健康指标，做治疗效果、健康效果的评估，还能评估诊疗的工作质量；

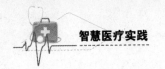

④ 临床医生可以精细化地分析疾病的特点，有针对性地采取治疗措施。

6.2.6 居民健康保健的应用

居民健康保健的主要目的是实现疾病防治中心前移，坚持预防为主，促进健康和防治疾病的结合。健康管理是对健康人群、亚健康人群、疾病患者进行全面监测、分析、评估、预防和维护的全过程。居民健康保健的应用包括图 6-6 所示的内容。

1 居民自我健康保健应用

居民可以通过身份安全认证、授权查阅自己的健康档案，了解自己不同生命阶段的健康状况和利用卫生服务的情况，接受医疗卫生机构的健康咨询和指导，提高自我预防意识和主动识别健康威胁因素的能力

2 卫生管理部门进行居民健康管理应用

持续积累、动态更新居民健康档案有助于卫生服务提供者系统地掌握服务对象的健康状况，及时发现重要疾病或健康问题，筛选高危人群并实施有针对性的防治措施，达到预防为主和促进健康的目的

3 医疗规划机构进行居民健康保健决策应用

完整的居民健康档案能及时、有效地提供基于个案的各类卫生统计信息，有助于卫生管理者客观地评价居民健康水平、医疗费用负担水平以及卫生服务工作的质量和效果，为区域卫生规划、卫生政策制定以及突发公共卫生事件的应急指挥决策提供依据

图6-6 居民健康保健的应用内容

6.2.7 医疗卫生管理机构的应用

医疗卫生管理机构的应用表现在以下方面。

① 可以通过电子病历数据库进行全面的疫情监测，更快地监测出新的传染病和疫情，并做出快速反应；

② 分析查阅区域内医疗卫生行业各种最新的分析数据，加强宏观管理，优化卫生资源的配置，为制定区域内公共卫生政策提供依据；

③ 提供准确和及时的公众健康信息，从而大幅提高公众健康意识，并降低传

染病大规模感染的风险。

6.2.8 保险管理机构的应用

在中国现有的医疗保险管理体制下，基本医疗保险仍然以政府为主导，各地分散管理。基本医疗保险可以分为城镇职工基本医疗保险、城镇居民基本医疗保险和新型农村合作医疗保险（简称新农合），通常由各地人力资源和社会保障部门与卫生健康委员会管理。

目前，商业医疗保险作为政府基本医疗保险的补充，市场规模有限。由于包括市场结构限制在内的种种历史原因，无论是政府医疗保险机构还是商业保险公司，整体来看在业务经营管理方面仍然比较粗放，还没有充分实现大数据分析为企业发展带来的价值。

通过大数据技术，保险管理机构则可以重构医保对医疗费用审核监管的全新模式，从而达到遏制"过度诊疗"行为、控制医疗费用不合理上涨、规范诊疗行为的目的。

保险管理机构的具体应用表现在以下几个方面。

1. 基本医疗保险的决策支持分析

在以政府主导的基本医疗保险的战略决策支持上，大数据分析可以用于找出医疗保险费用的关键驱动因素，以此作为战略决策的依据，方便决策者有针对性地制定方案。

假设数据分析显示费用增长主要集中在糖尿病领域，那么首先要明确其动因是发病率增长还是人均治疗费用增长。如果是发病率增长，我们就要普及糖尿病的常识，鼓励人们健康的生活习惯，让其及时发现早期症状。但如果费用增长是由于人均治疗费用的增长所致，那就需要进一步分析原因。

2. 基本医疗保险费用单据的智能化审核

建立医疗服务违规行为的规则是医疗服务监管工作的核心，科学设置规则是智能化审核的关键部分。对此，医保审核规则设定了二十六大类规则，其中包括十六大类报销规则、六大类临床规则和四大类统计规则。这些审核规则都是依据现行相关医保报销和医药规定制定的，即包括医保政策、物价收费政策、国家药典委员会政策、卫生行政部门相关规定、临床诊疗常规规范等。在这二十六大类

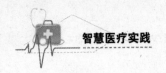

的规则下，医保审核中配置了12万条审核目录。政策被转化为数字化规则是比较难的，比如重症，只能应用列举法。该审核办法的制定过程包括组织第三方医学专家组开展审核规则的评审，对经专家评审后的试用的二十六大类审核规则正式启用，以保证规则的科学性、权威性。按照这些规则库编织的"大网"，可使得违规用药、违规诊疗无所遁形。

3. 支持医保政策调整和医保支付

大数据的挖掘分析技术，可支持医保政策调整和医保支付制度改革。医保政策调整方面包括：对医保筹资标准进行调整，在支出合理合规的情况下调整筹资水平，智能审核积累的海量诊疗数据，为基本医保体系和运行决策提供基础支撑。

6.2.9　医药研发生产经营的应用

1. 医药企业需要大数据分析的必要性

医药研发、生产、经营和零售企业都非常需要分析医疗大数据，其需求表现在以下4个方面。

① 需要了解相关药品在市场上的需求情况，以便用于研发和生产；

② 需要了解相关药品在治疗方面的效果情况，以便研发改进新药品和发现质量问题；

③ 需要了解相关药品的物流配送和仓库库存情况，以便实现药品供应链的一体化运行；

④ 需要了解相应区域的人口健康情况，以便分析药品的受众群体特征。

2. 不同医药企业的应用表现

大数据技术在不同医药企业的应用表现见表6-3。

表6-3　大数据技术在不同医药企业的应用表现

序号	医药企业	应用表现
1	医药研发企业	医药研发企业可以利用大数据技术降低研发成本，提高研发效率。医药研发企业在新药物的研发阶段，可以通过数据建模和分析确定最有效率的投入产出比，从而配备最佳的资源组合。模型基于药物临床试验阶段之前的数据集及早期临床阶段的数据集，及时地预测临床结果。评价因素包括医药产品的安全性、有效性、潜在的副作用和整体的试验结果。预测建模可以降低医药产品公司的研发成本，提升药品的竞争力，并最终使患者受益

（续表）

序号	医药企业	应用表现
2	医药生产企业	医药生产企业利用医药大数据可以精准了解终端市场，实现生产和销售的匹配，并提升药品安全。医药大数据将为医药生产企业提供一种先进的理念和解决方案，通过与多级经销商、终端流向数据的对接和直联，及时、准确地对企业产品的渠道流向和库存数据进行收集、整合、提炼、分析，帮助企业第一时间做出准确判断，提高投入产出比，减少生产与市场需求之间的差异，并实现整个营销体系的信息化管理。同时，数据挖掘和信息采集技术还能给研究人员提供足够的样本量和数据信息，建立基于大数据的数学模型，预测未来的市场，从而挖掘市场潜力，推动新药的研发，驱动产业的变革，为药企带来全新的发展机会
3	医药流通企业	① 支持B2B与O2O的结合，纯销型医药企业叮以整合配送医院的药房并完善药事服务。 ② 支持整合自有及医院的执业药师人员信息，建立强大的药剂师（执业药师）队伍。 ③ 支持整合医院的处方医生资源。利用医院网络得天独厚的优势，为医生做好药事服务并为医生未来的多点执业提供帮助。 ④ 支持物流配送整合。B2B的物流是配送型医药商业的优势，需要做的是加大覆盖面并提升效率，特别是应完善农村基层医院的配送网络。 ⑤ 支持通过B2C与O2O结合，在B2B的基础上建立直达消费者的渠道，全力打造"最后一公里"的物流建设。 ⑥ 支持打造B2B2C的一条龙服务，实现医院到社区、药店到患者家的无缝对接
4	医药零售企业	除了纯销售及零售终端型医药流通企业外，我国还存在一大批代理生产企业。这部分企业，一方面应转型为生产企业的办事处；另一方面也可以整合区域内的医生资源，向医生平台转型

6.2.10　医疗卫生资源配置管理规划的应用

目前，医疗卫生资源的总量相对不足，为了更好地使用医疗卫生资源，政府主管部门需要提高医疗卫生资源配置的管理能力和规划能力，掌握医疗公共服务在各区域的以往需求量、现在需求量和将来需求量，以及医疗卫生资源以往的政府供给量、现在供给量和将来供给量，以在制订医疗卫生资源服务预算和规划时基于供需的平衡做出取舍。通过对医疗卫生资源服务供需数据的横向对比分析、数据挖掘等技术处理，政府主管部门可以做出准确性较高的供需平衡预测，供决策管理层规划参考。

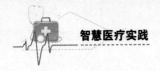

1. 医疗卫生资金供给能力分析

政府每年在医疗公共服务领域的资金投入与市民的需求量仍存在较大的差异，为了尽可能实现供需平衡，医疗管理部门需要运用大数据技术预测分析医疗领域的公共服务需求量和政府未来几年的供应量，以支撑决策管理者做出合适的决策。

① 历史供给能力数据的收集包括年度总收入、年度总支出、增长率、九大公共服务需求量、九大公共服务增长率、各公共服务资源投入量。

② 运用大数据技术分析历年政府财政的收入、支出、公共服务支出、公共服务支出增长率以及年度各项公共服务需求缺口，公共服务需求增长率要做纵向对比，判断未来 3 年内财务供给满足能力和缺口。

2. 医疗卫生资源规划指标对比

医疗管理部门应了解国家、相邻省市相应的医疗公共服务政策资源配置标准并与其进行对比，再结合资源现状、百姓民生需求等，运用大数据技术对医疗数据进行挖掘、分析，从而合理规划医疗公共服务资源。

（1）对比的指标项

对比的指标项包括 GDP、人口、国土面积、政府年度总收入、政府年度总支出、年度教育总投入、年度教育总投入占 GDP 比重、年度教育总投入占政府支出比重、年度医疗卫生总投入、年度医疗卫生总投入占 GDP 比重、年度医疗卫生总投入占政府支出比重、病床数、每千人口病床位数、医生数、每千人口医生数、护士数、每千人口护士数。

（2）指标横向、纵向对比

指标横向、纵向对比情况包括历年数据纵向指标对比图、国内主要城市对比图、各省横向指标对比图、周边国家横向指标对比图、国际性都市横向指标对比图。

6.2.11 商业医疗保险的应用

大数据分析在商业医疗保险的保障设计、精算定价、理赔运营管理、医疗机构管理、市场和销售拓展等医疗保险经营的各个领域均有很大的应用价值；在商业医疗保险的战略决策支持上，大数据应用同样有着举足轻重的作用。

1. 获得新用户和保留已有用户的分析应用

对于商业医疗保险机构的市场和销售而言，如何获得新用户和保留已有用户是非常重要的。应用大数据挖掘技术，用户（参保人群）的费用驱动因素及健康情况可以得到深入剖析，这不仅可以为优化保障设计与精算定价提供有力支持，还可以以深度分析结果报告作为业务洽谈的基础，增进与用户的沟通，赢得用户对商业医疗保险公司的信赖，并据此为用户量身定制相关的增值服务。

2. 有效控制医疗费用的分析应用

商业医疗保险的核心价值在于：在保障医疗质量的前提下有效控制医疗费用。大数据分析应用于医疗保险，可以帮助相关人员找出费用的关键驱动因素，以此作为战略决策的依据。决策者可以据此有针对性地制订相关方案。此类分析的要点在于通过由大到小、由粗到细的层级挖掘发现问题。

3. 商业医疗保险的保障设计和精算定价

目前，商业医疗保险业务分团体险与个人险，其中，个人险以储蓄理财型产品为主，少部分是消费理赔型产品，即真正意义上的医疗保险。

6.2.12 公共卫生服务的应用

大数据挖掘可以改善公众健康监控不足的状况。公共卫生部门可以通过覆盖全国的患者电子病历数据库，快速检测传染病，进行全面的疫情监测，并通过疾病监测和响应程序，快速进行响应。这将带来很多好处，如减少医疗索赔的支出、降低传染病的感染率、快速发现新的传染病和疫情等。

公共卫生业务活动主要包括疫情监测、应急处置、调查评价、科学研究、教育培训和管理服务等，内容包括传染病、慢性病、健康危害因素等，类别包括以人群为基础的个案信息、以实验室为基础的生物与环境信息、以组织机构为基础的管理信息、以人群社会化活动为基础的结构化/半结构化和非结构化信息。公共卫星业务活动监测信息来源多样化，如手工录入、电子病历、微博微信/论坛等网络信息。

1. 传染病预警应用

传染病预警应用通过监测信息资源，实现以日为单位的动态自动预警概念模型，实现对传染病发生的早期自动预警，支持传染病疫情监测报告数据的分析与

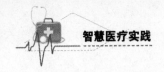

利用。公共卫生服务应用模块采用时间／时空预警模型每日自动运算，将探测到的病例异常增加或汇集的信息以多种方式自动发送给各级疾控机构疫情值班人员，提醒其及时关注和处理。

2. 公共卫生舆情监测预警应用

健康医疗大数据在公共卫生舆情监测预警中的应用如图 6-7 所示。

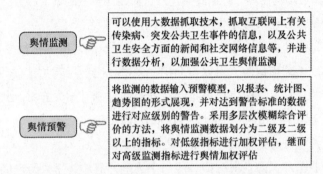

图6-7　健康医疗大数据在公共卫生舆情监测预警中的应用

3. 疾控和保健应用

疾控和保健应用即利用大数据挖掘技术挖掘用户的身体健康信息，并将分析结果快速高效地反馈给用户的应用形式。社区健康服务中心或医院的医生可通过互联网查看其管理的慢性病用户的生理指标情况，并根据用户的具体状况，给出日常饮食、锻炼和用药建议。一旦用户的生理信号检测异常，平台将自动给出预警信息，通知用户前往医院就医，同时将信息通知其家人和监护医生。

6.2.13　政府监管的应用

1. 医药监管的应用

健康医疗大数据在医药监管中的应用表现在图 6-8 所示的两个方面。

2. 医保监管的应用

医保监管的应用体现在建立全程智能审核系统，将医保监管对象延伸到医务人员方面：用法律法规和政策标准指导、约束和了解医生开具处方的行为过程，做到事前提示、事中监控和预警、事后惩罚与改善，从而改变医保和医生信息不对称的状况。

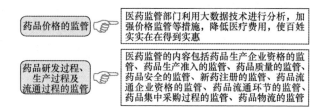

图6-8 健康医疗大数据在医药监管中的应用表现

基于大数据的智能审核系统的新型监管手段，不仅可以提高医保监管的效率，促进政府公信力的提升，还可以帮助医保经办者提高效率、防止出错、减少违规，实现月清月结。智能审核初审完毕后，不涉及违规和可疑可申诉部分的医保金额可立即拨付，可疑可申诉部分的医保金额根据申诉结果拨付，从而提升支付的效率。

3. 医疗服务机构和医生监管的应用

医疗服务机构和医生监管的应用体现在运用大数据技术对医疗服务机构的成立和经营过程进行执照和许可监管，防止非法医疗机构的出现和运营；通过监管医生的行医资格及其行医记录，防止出现无证行医、非法行医等危害健康的行为。

第7章

医疗健康智能硬件产业

　　医疗健康智能硬件是指将监测到的人体数据存储在云端，并通过有效分析计算后向用户提供实时反馈服务，最终实现具有医疗保健价值的智能硬件设备。医疗健康智能硬件产品的基本属性为数据监测，该监测是针对用户进行的，其维度相对统一。但在相同的监测维度下，其产品形态会随着操作者和应用场景的不同而不同。

　　我国医疗健康智能硬件的起步较晚，目前医疗健康智能硬件的用户量不足1%，但当用户市场认知由量变转为质变时，医疗健康智能硬件行业将迎来"春天"。

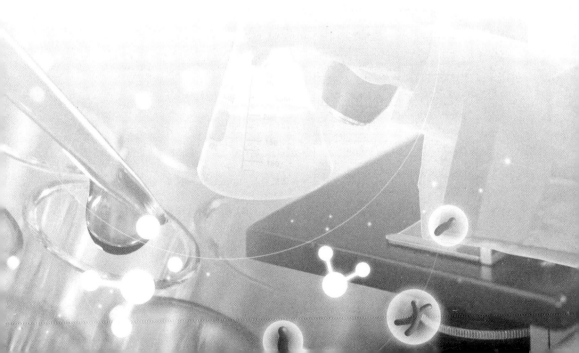

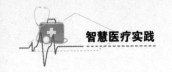

7.1 医疗健康智能硬件的概念

7.1.1 智能硬件的概念及分类

智能硬件是指具备信息采集能力，并可实现智能感知、交互、大数据服务等功能的新兴互联网终端产品，是"互联网＋人工智能"的重要载体。新一代信息技术正加速与个人穿戴、交通出行、医疗健康、生产制造等的融合，促进了智能硬件产业的蓬勃发展。智能硬件产品可分为智能家居类、可穿戴设备类、智能交通类、健康医疗类和其他产品 5 类，具体如图 7-1 所示。

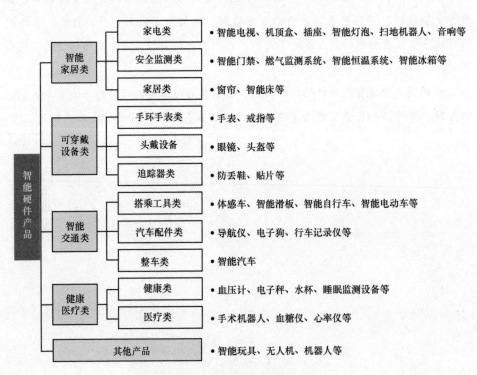

图7-1　智能硬件产品的分类

7.1.2 医疗健康智能硬件的相关概念

1. 医疗健康智能硬件的定义及分类

医疗健康智能硬件是指将监测到的人体数据存储在云端，并通过有效分析计算后向用户提供实时反馈服务，最终实现具有医疗保健价值的智能硬件设备。医疗健康智能硬件的分类如图 7-2 所示。

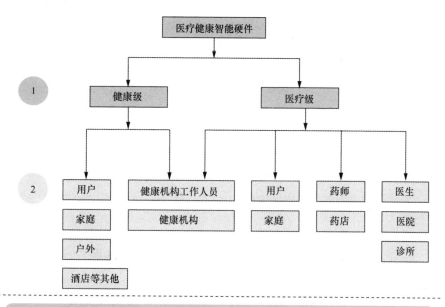

1级分类：医疗级产品是指已获得医疗器械资格认证的智能硬件设备；健康级产品无法获得该类认证，该产品监测非生命体征的数据，如运动步数、体脂等。

2级分类：根据产品操作人员身份属性进行分类，其中的医疗卫生机构指健康管理机构。

图7-2 医疗健康智能硬件的分类

2. 医疗健康智能硬件的产品监测维度

在相同的数据维度下，产品形态呈多样化发展。

医疗健康智能硬件产品的基本属性是数据监测，产品的形态也会随着操作者和应用场景的不同而不同，具体如图 7-3 所示。

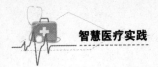
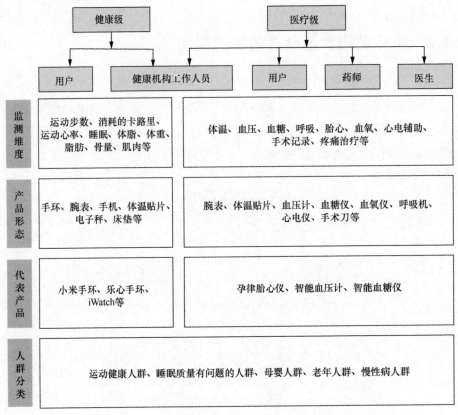

图7-3 医疗健康智能硬件产品的维度与应用场景

3. 医疗健康智能硬件的产品形态及属性

医疗健康智能硬件产品中的健康级产品偏时尚，而医疗级产品对精准度的需求较高。医疗健康智能硬件的产品形态及属性见表 7-1。

表7-1 医疗健康智能硬件的产品形态及属性

人群	产品形态	产品的基本属性
运动健康人群	腕表、电子秤等	① 准确地记录运动状况； ② 便携、简洁、时尚； ③ 准确地记录部分生命体特征； ④ 帮助用户实现运动健康管理

（续表）

人群	产品形态	产品的基本属性
睡眠质量有问题的人群、母婴人群、老年人群、慢性病人群	睡眠监测、体温贴片、胎心仪等	① 睡眠监测类产品的基本属性包括舒适、安全、静音、准确，是否能为用户提供睡眠改善方案是决定产品竞争力的关键因素； ② 母婴类产品可分为婴幼儿类产品和孕期类产品（如备孕仪、胎心仪产品）。该类产品应具备较高的准确性与安全性，也需具备便携、时尚等特征； ③ 老年人看护类产品的基本属性包括操作简洁、数据分享快速、反馈及时等
	血压计、血糖仪等	① 该类产品应具备准确（需经过临床验证）、安全、便携、操作简单等特点； ② 提供及时的数据反馈，对用户的生活方式提供建议，帮助慢性病患者实现自我管理，降低购买药品、治疗等费用支出

7.1.3 医疗健康智能硬件受众人群的特性

医疗健康智能硬件受众人群的特性如图 7-4 所示。

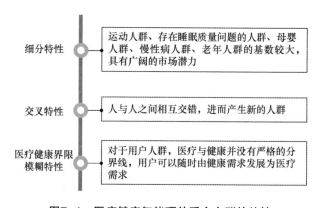

细分特性 —— 运动人群、存在睡眠质量问题的人群、母婴人群、慢性病人群、老年人群的基数较大，具有广阔的市场潜力

交叉特性 —— 人与人之间相互交错，进而产生新的人群

医疗健康界限模糊特性 —— 对于用户人群，医疗与健康并没有严格的分界线，用户可以随时由健康需求发展为医疗需求

图7-4 医疗健康智能硬件受众人群的特性

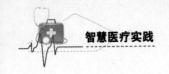

7.2 医疗健康智能硬件的商业模式

7.2.1 医疗健康智能硬件产业链

医疗健康智能硬件的产业链如图 7-5 所示。

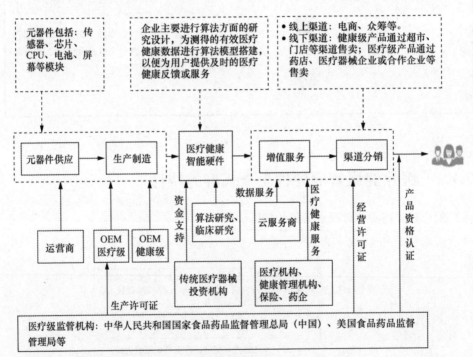

OEM（Original Equipment Manufacturer，原始设备制造商）。
来源：企业访谈及公开资料整理，艾瑞研究院自主研究及绘制。

图7-5 医疗健康智能硬件的产业链

1. 医疗健康智能硬件产业链的上游

医疗健康智能硬件产业链的上游涉及的内容如下。

① 传感器：越来越多基于传感器的智能硬件问世，将为微机电系统（Micro-

Electro-Mechanical System，MEMS）传感器制造商带来新的市场空间。作为智能化的"核心物质"，MEMS传感器附加值高，是人—机互动的重要基础，可被视为可穿戴技术创新和未来发展的重要方向，也是信息化的硬件基础。

② 柔性设计：柔性屏幕通常采用超薄的有机发光二极管材质，可以装在塑料或金属箔片等柔性材料上。目前，柔性屏可以实现弯曲，也可以折叠。

③ 芯片设计：拥有众多实用、方便的功能是智能硬件拥有大好市场的前提，但是功能越多意味着需要消耗芯片的电力也越多。

④ 医疗级元器件成本较高，普适性元器件成本低：上游行业主要由电子元器件供应商、运营商、模具和生产制造代工厂构成。元器件中因为传感半导体设备精度高、灵敏度及安全性需求高、领域分类细等特点，使之采购成本上升；其他元器件如电池、CPU、屏幕声学模块已形成规模化生产，因此成本较低。

⑤ OEM为主要生产制造模式：医疗健康智能硬件的生产制造主要由代工完成，产品生命制造周期可控性高，便于企业以预售的方式销售。

2. 医疗健康智能硬件产业链的中游

目前，市场上针对医疗健康智能硬件研发设计的公司有行业巨头企业和初创企业两大类，行业巨头企业又分为医疗健康行业巨头企业和互联网行业巨头企业。

（1）医疗健康行业巨头企业

医疗健康行业巨头企业依赖其雄厚的资本和丰富的医疗产品资源，针对单一病种搭建垂直管理平台，增设智能设备生产线。

① 血压领域：以医疗健康设备厂商欧姆龙为例，其拥有一款腕带式智能血压计，精确度高且与手机App配合应用，便于用户随时查看自己的血压状态。

② 血糖领域：以美敦力公司为例，其2015年投资了两家具备互联网属性的创新医疗公司，为进入智能医疗领域做准备。

（2）互联网行业巨头企业

互联网行业巨头企业以搭建健康平台为战略方向，阿里健康的智能关爱计划，就是其联合相关企业，为慢性病患者提供智能监测设备和专业的血糖管理服务。腾讯发布的糖大夫，通过微信连接患者与医生，并联合丁香园平台为糖尿病患者提供实时诊断和健康管理服务。百度和北京市人民政府合作与智能设备厂商联手

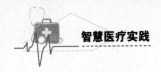

打造"健康云"，为市民提供数据采集、数据监测、云存储、医疗健康分析咨询服务。

3. 医疗健康智能硬件产业链的下游

医疗健康智能硬件企业通过服务供给与硬件销售两种方式对接用户。

（1）提供增值服务

增值服务需企业多方协作实现，且服务的实现需要依托大量有效的用户数据。协作企业可被分为互联网机构和传统医疗健康机构。

（2）硬件销售

C端用户：面向C端用户销售的模式是目前医疗健康智能硬件销售最重要的方式。医疗级产品和健康级产品均通过线上、线下两种方式对接用户，全面覆盖各种渠道。其中，健康级产品销售以线上渠道为主，而医疗级产品线上渠道（电商、门户网站等）的宣传功能大于销售功能。

B端企业：B端企业正逐渐成为医疗健康智能硬件的重要用户，该类企业分布非常广泛。

7.2.2　医疗健康智能硬件商业模式

我国医疗健康智能硬件的商业模式主要包括以下内容。

（1）业务模式

依据企业的核心资源和主要伙伴，医疗健康智能硬件企业的业务模式可以分为C端产品类、C端服务类、B端产品类和B端服务类，具体如图7-6所示。

（2）盈利模式

目前，我国医疗健康智能硬件企业的收入来源以硬件销售为主，企业收入来源分为产品销售、耗材销售和服务收费，具体如图7-7所示。

总体来看，我国医疗健康智能硬件企业的业务模式较多，但收入来源仍以硬件销售为主，盈利能力整体较弱。

（3）服务支付方

药店、药企和保险端将成为未来行业的主力，我国医疗健康智能硬件的服务支付方的介绍如图7-8所示。

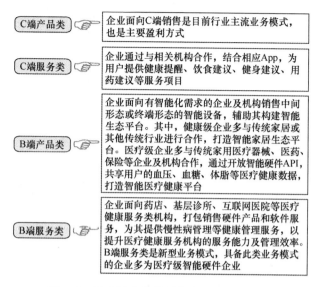

图7-6 医疗健康智能硬件企业的业务模式

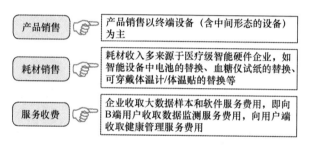

图7-7 我国医疗健康智能硬件企业的收入来源

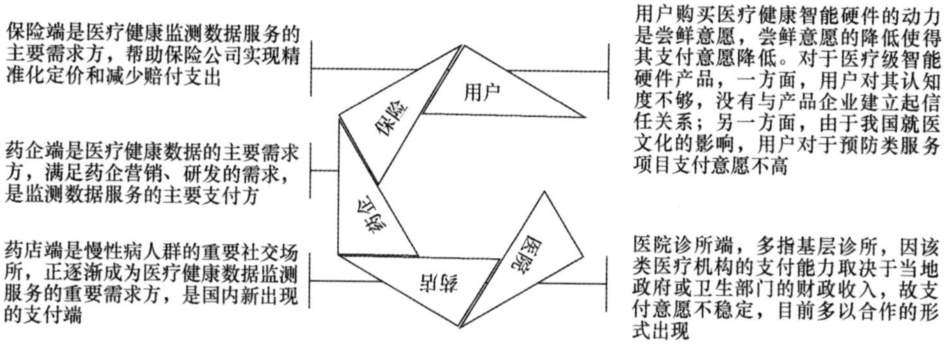

保险端是医疗健康监测数据服务的主要需求方，帮助保险公司实现精准化定价和减少赔付支出

药企端是医疗健康数据的主要需求方，满足药企营销、研发的需求，是监测数据服务的主要支付方

药店端是慢性病人群的重要社交场所，正逐渐成为医疗健康数据监测服务的重要需求方，是国内新出现的支付端

用户购买医疗健康智能硬件的动力是尝鲜意愿，尝鲜意愿的降低使得其支付意愿降低。对于医疗级智能硬件产品，一方面，用户对其认知度不够，没有与产品企业建立起信任关系；另一方面，由于我国就医文化的影响，用户对于预防类服务项目支付意愿不高

医院诊所端，多指基层诊所，因该类医疗机构的支付能力取决于当地政府或卫生部门的财政收入，故支付意愿不稳定，目前多以合作的形式出现

图7-8 我国医疗健康智能硬件的服务支付方

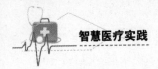

总而言之，我国医疗健康智能硬件的商业模式相对复杂，需要企业长期探索以实现更好的发展。

7.3 我国医疗健康智能硬件的发展趋势

1. 我国医疗健康智能硬件行业的繁荣是必然发展趋势

现阶段，我国医疗健康智能硬件行业仍处于探索阶段，行业发展的速度取决于环境优化、产业链和算法技术的完善速度，但我国医疗健康智能硬件行业的繁荣是必然发展趋势。

2. 依托数据监测服务收取费用是未来主流的变现方式

医疗健康智能硬件行业依托数据监测服务，将会衍生出以下的变现方式。

① 针对用户：智能硬件企业提供人体数据的实时监测及分析并将结果反馈给用户，以此来收取相应的服务费用。

② 针对保险公司：智能硬件企业提供"硬件＋监测"服务，为保险精算提供数据基础。

③ 针对药企：智能硬件企业提供患者服药前后的健康体征数据，有助于药企新药的研发。

④ 针对医院（医疗服务机构）：智能硬件企业提供患者个体的多维数据，以便为医学研究提供更多的临床验证，同时加速智慧医疗的发展。

⑤ 针对药店：智能硬件企业提供慢性病用户数据监测服务，利于药店精准销售。

⑥ 针对医生：智能硬件企业提供患者的监测数据，帮助医生加强诊后管理服务。

3. 医疗健康智能硬件的连接角色，打破信息"孤岛"

未来，医疗健康智能硬件将成为医疗行业中不可缺少的重要组成部分，医疗健康智能硬件企业作为医疗行业的数据采集方，为其他医疗角色提供数据监测服务，其服务实现过程如图 7-9 所示。

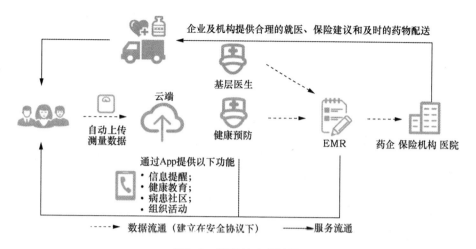

图7-9　服务的实现过程

4.行业处于早期探索阶段，数据积累是企业当前首要任务

医疗健康智能硬件行业同时具备制造和服务等多种特性，因此，影响企业发展的关键因素较多，且在不同阶段侧重的点也不尽相同。

参 考 文 献

[1] 金兴，王咏红．健康医疗大数据的应用与发展 [J]．中国卫生信息管理杂志，2016，13（2）：187-190．

[2] 鲁晓舟．计算机云计算技术在现代医疗系统信息化建设中的应用及前景展望 [J]．经营管理者，2012（15）：259．

[3] 李悦，孙超，吴杰 浅谈基于云计算技术的医疗信息化 [J]．电脑知识与技术，2012（03）：504-505．

[4] 方玉贵．互联网技术在医疗服务中的应用 [J]．电子技术．电脑迷，2016（10）：88．

[5] 颜玖源．互联网医疗的中国式应用 [J]．中国医院院长．2014（11）：55-58．

[6] 张梅芳．互联网医疗创新该如何推进 [N]．解放日报．2015（4）：6．

[7] 牟忠林，王雅洁，陈娟，张文诗．健康大数据在医疗卫生领域中的应用及挑战 [A]．海南医学，2017，28（2）：173-176．

[8] 孟润堂，罗艺，宇传华，邱杰，周达．健康大数据在公共卫生领域中的应用与挑战 [A]．中国全科医学，2015（35）：4388-4392．

[9] 冯东雷．医疗健康大数据技术路线和方法论初探 [J]．中国信息界（e 医疗），2014（6）：44-45．

[10] 殷焕炯．大数据在医疗卫生领域中的应用 [J]．网络安全技术与应用，2017(5)：123-124．

[11] 王耀炜，冯彬，魏晓鹏，李刚．浅谈互联网＋医疗在医院中的应用 [J]．中国数字医学，2016，11（6）：110-111．

[12] 钦锐，张翠玲．浅谈大数据技术在医疗信息化中的应用 [A]．医药卫生：文摘版，2016（4）：260．

[13] 程方慧，泥瑾．大数据处理技术在医院信息化中的应用 [J]．网络安全技术与应用，2017（10）：67．

[14] 欧明霖．大数据以及大数据处理技术在医院信息化建设中的应用 [J]．数字技

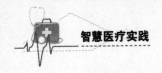

术与应用，2017（3）：240-241.

[15] 谭健，蔡春莹．试析大数据时代云计算在区域医疗信息化中的应用 [J]. 数字化用户，2017，23（24）.

[16] 王甜宇，孙艳秋，燕燕．大数据时代云计算在区域医疗信息化中的应用 [J]. 中国医疗设备，2015，30（6）：72-74.

[17] 成彦衡．云计算与大数据时代医院信息化的三个转变 [J]. 电子技术与软件工程，2016（23）：207.

[18] 吴海滨．云计算与大数据时代医院信息化的转变探讨 [J]. 信息与电脑（理论版），2015（7）：54-55.

[19] 郑南君．区域医疗信息建设的大数据与云医疗 [J]. 中国管理信息化，2016，19（14）：161.

[20] 王甜宇，孙艳秋，燕燕．大数据时代云计算在区域医疗信息化中的应用 [J]. 中国医疗设备，2015，30（6）：72-74.

[21] 李娟．医疗卫生信息化综合大数据平台关键技术探究 [D]. 金陵科技学院学报，2014（4）：21-24.

[22] 罗堃，代冕．数据挖掘技术在医疗大数据中的应用研究 [J]. 信息与电脑（理论版），2016（6）：45-47.

[23] 林枫．云计算技术在医疗大数据挖掘平台设计中的应用 [J]. 电脑知识与技术，2015，11（30）：3-4.

[24] 吴政．云计算在医疗大数据平台建设中的应用研究 [J]. 信息与电脑（理论版），2017（17）：52-53.

[25] 高颖．云计算技术下的医疗大数据平台构建研究 [J]. 科技尚品，2017（2）：180-180.

[26] 孙艳秋，王甜宇，曹文聪．基于云计算的医疗大数据的挖掘研究 [J]. 计算机光盘软件与应用，2015（2）：11.

[27] 魏建兵．基于云计算的医疗大数据系统架构研究 [J]. 电脑知识与技术，2016，12（7）：21-23.

[28] 高汉松，肖凌，许德玮，桑梓勤．基于云计算的医疗大数据挖掘平台 [J]. 医学信息学杂志，2013，34（5）：7-12.

[29] 黄桂新，刘小兰，曾航齐，许元文，向剑平．基于大数据的随访健康档案平

台的构建 . [J] 现代医院，2017，17（2）：196-198.

[30] 曾航齐，黄桂新 . 基于 Hadoop 的医疗健康档案大数据平台构建 [J]. 中国数字医学，2017，12（7）：64-66.

[31] 张辰，胡珊珊 . 大数据基础上的社区医疗服务平台构建 [J]. 医学信息学杂志，2017，38（8）：15-18.

[32] 朱欣欣 . 数据挖掘技术在医疗大数据中的应用研究 [J]. 医药卫生：文摘版，2016（10）：102.

[33] 秋江 . 数字化医院的设计及应用浅析 [J]. 科技视界，2012（29）：351.

[34] 廖启宏 . 浅谈数字化医院的建设与规划 [J]. 中国卫生产业，2017，14（22）.

[35] 王道虎，孔磊，谢志军 . 浅谈数字化医院的发展与建设 [J]. 中国电子商务，2012（12）：45.

[36] 杨扬，胡卫敏，曹宏伟，王承，张征 . 浅谈数字化医院的建设与发展 [J]. 海军医学杂志，2012，33（3）：184-185.

[37] 丁昊 . 浅析数字化医院建设中信息系统的建设与对策 [J]. 数字技术与应用，2012（2）：157.

[38] 郭丽娜，路杰，郭玮娜 . 浅谈物联网在智慧医院建设中的应用 [J]. 中国卫生信息管理杂志，2016，13（3）：299-302.

[39] 孙祥玉，孙大伟 . 浅谈物联网技术在医院信息化建设中的应用 [J]. 福建电脑，2013，29（3）：163-164.

[40] 赵山川 . 浅析智能设备在数字化医院建设中的应用 [J]. 智慧健康，2016，2（8）：42-46.

[41] 卫兵，张磊，李斌，侯传宇 . 基于物联网的新型远程医疗监护系统的设计与研究 [D]. 宿州学院学报，2014，29（6）：74-77.

[42] 吕高岩 . 基于物联网技术的远程医疗系统研究与应用 [J]. 科研，2016（1）：33.

[43] 桑磊 . 基于物联网的智能医疗系统研究与运用 [J]. 科技与企业，2011（13）：77.

[44] 李浩源，贾纳尔，孙涛 . 物联网技术在智能医疗行业中的应用研究 [J]. 数码世界，2016（10）：66-69.

[45] 姚文坡，吴敏，沈华强，孙涛，刘铁兵 . 物联网技术在医院管理中的应用 [J].

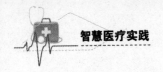

医疗卫生装备，2017，38（1）：136-139.

[46] 金华兵，钱强．浅论物联网技术在医疗机构的应用 [J].中国医院建筑与装备，2013（12）：90-92.

[47] 王晓江．浅谈物联网在智慧医院建设中的应用 [J].工程技术：引文版，2016（12）：284.

[48] 赵瑞．浅析互联网技术在医院中的应用 [J].信息系统工程，2017（11）：89.

[49] 姚文坡，吴敏，沈华强，孙涛，刘铁兵．物联网技术在医院管理中的应用 [J].医疗卫生装备，2017，38（1）：136-139.

[50] 郗群．医院信息化建设与业务流程再造研究 [J].甘肃科技．2014，30（12）：11-12.

[51] 张玉轩．物联网技术在医院管理中应用的研究 [J].电子技术与软件工程，2015（6）：14-14.

[52] 王唐虎．发展医院信息化促进业务流程再造 [J].医疗装备，2015，28（9）：115.